权威机构专家联审

精品图书·品质保证

月子母婴护理
百科全问

北京医院
知名妇产专家 罗立华
知名儿科专家 万 理
●联合主编

中国人口出版社
China Population Publishing House
全国百佳出版单位

我们坚持以专业精神，科学态度，为您排忧解惑。

目 录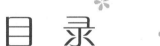

上篇　坐月子必读

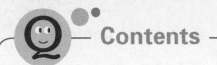

Contents

二、让分娩更顺利

三、产后生理变化

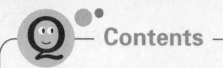

四、坐好月子健康一生

五、饮食调理是硬道理

六、运动健美从月子开始

Contents

Contents

下篇　新生儿护理

一、新生儿的生理特点

二、新生儿的特殊生理现象

三、新生儿的科学喂养

Contents

Contents

五、新生儿体格与能力训练

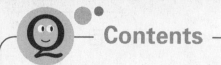

Contents

Contents

坐月子必读

上篇　一、产前必读

01 分娩先兆有哪些?

　　随着预产期的临近，准妈妈期待着小宝宝的到来，同时又担心什么时候分娩、分娩时会出现什么样的情况等等问题。在临近分娩时会有一些先兆，医学上称为产兆，其表现会因人而异，当出现产兆时要及时做好充分的准备。一般分娩的先兆有以下几点：

胎儿下降到骨盆　预产期临近时，孕妇首先会感觉到胎儿位置的变化，原来在产妇骨盆腔之上的胎儿先露部分，开始缓缓滑到产妇的骨盆中。这时产妇会有下坠感，被子宫顶着的胃和横隔膜的位置也会下降，呼吸也相应变得轻松许多。

胎动明显减少　胎儿的头部进入骨盆内固定后会减少活动，因此，这时产妇感觉胎动较之前稍稍减少。

阴道分泌物增多　即将临盆时，阴道和子宫颈部分泌的黏液增多，此类黏液起到帮助胎儿顺利通过产道的润滑剂作用。此时要注意一下分泌物的颜色、气味有无异样，有异味或发痒时，应向医生咨询是否为阴道炎症。

胃部、胸部的压迫感减轻　到了预产期，胎头进入骨盆，这时原来感觉被顶上去堵着胸部的子宫体的压迫感消失。另外，胃的周围感觉很舒畅，食欲增加，呼吸也很轻松。

尿频　因胎儿位置下滑时，胎头入盆后，胎儿头部压迫产妇膀胱，产妇会经常感到尿意。一有尿就想排泄，但到了厕所又排不出来或只能排泄一点点，不一会儿又有尿意，尤其是分娩即将临近时每晚排尿次数会超过2～3次。

腹部不规律收缩　预产期临近时，腹部会有如阵发性痛经一样的感觉，这被称为假阵痛收缩，这是因为子宫变得敏感，稍微受到刺激就会收缩。

02 分娩时的讯号是什么?

怀胎十月,终于来到令人兴奋的一刻,宝宝要出世了!宝宝出生时,会给妈妈讯号,这些讯号主要有3项,表示妈妈要分娩了!

开始阵痛 产妇在怀孕20周以后,偶然会感到子宫的不规律收缩,这种收缩的情形,在分娩前几天会变得强烈,频率也会增加。当原本不规律的子宫收缩,开始间隔一定时间,反复出现时,这就是阵痛。最初阵痛每隔20~30分钟出现一次,孕妇会感到腹部紧绷或下坠,维持的时间为10~20秒,渐渐每次阵痛的间隔会缩短,而每次阵痛持续的时间会变长。在开始阵痛前后,子宫颈渐渐变短张开,可见夹着血液的分泌物出现。如果是初次生产,由开始阵痛至胎儿诞生为止,大约需要十多个小时,所以不必慌张入院。

见红 当宫颈扩张后,原先封堵宫颈的黏液栓从阴道排出,同时由于宫颈管扩张、宫颈内膜血管破裂,阴道内会有少量粉红色的分泌物流出,称为见红。许多孕妇没有见红现象,但有些孕妇在妊娠早期和分娩过程中有这种现象。分娩前的见红和平日的出血不同,表现为黏液状出血,容易区分。见红出现的时间因人而异,有见红后2~3天的时间才开始阵痛的产妇,也有不出现见红而临产的产妇,出现见红时要及时就医。

破水 当胎儿头向下压迫羊膜囊时,就会造成破水(通常是在分娩时破膜。胎儿娩出后,胎膜仍然完整未破的情况罕见)。羊水会突然涌出来,但通常是慢慢地流出来。羊水无味透明,或呈乳白色,有些产妇误以为是小便失禁。通常是在破水后12~24小时之内分娩,如果孕妇破水,要及时去医院就医,以预防感染。

03 哪些情况应及早入院?

❶发生胎膜早破,虽无阵发性腹痛也应住院。

❷自觉胎动明显异常者(过多或过少)。

❸产检发现胎心异常,或脐血流异常者。(30周后产检,会做脐血流检查,胎盘循环无创检查。)

❹产前有阴道出血者。

❺有产科并发症和内外科合并症的孕妇。如妊娠高血压疾病、妊娠期糖尿

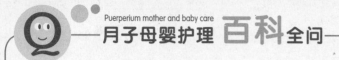

病、重度血小板减少症、妊娠合并心脏病、肾功能不全、急性胰腺炎及胆囊炎等。

⑥确诊为前置胎盘，即使不出血也应提早住院。

⑦已经超过预产期1周，但无任何临产迹象者。

⑧产检发现羊水过多或过少者。

⑨胎位不正或骨盆狭窄。事先已决定做选择性剖宫产者，应在预产期前1～2周入院。

⑩双胎或多胎妊娠者，至少应该提前1～2周入院。

一般情况下，无并发症的孕妇，不需要提前入院，等临产后再住院，以免休息不好或受一些不必要的刺激，同时也可减轻经济负担。

04 分娩痛楚的根源是什么？

孕妇在生产时，必须经历痛楚，才能将宝宝生下来。到底这些痛楚从何而来呢？引起分娩痛楚的原因有以下几个：

子宫收缩 这是第一产程疼痛的主要来源，在子宫肌肉发生阵发收缩时，可使子宫肌纤维拉长，子宫血管受压，至组织缺血、缺氧，通过内脏感觉神经及盆腔神经丛上传至大脑痛觉中枢，使产妇感觉到剧烈的疼痛。

胎头压迫 在宝宝快要出生时，胎头进入到妈妈的阴道内，妈妈会感到像有东西压住会阴部似的，这时候宝宝的头部会压着妈妈盆骨的神经丛，因而令妈妈产生痛楚。

过度紧张 如果产妇过度紧张及恐惧，会使体内的肾上腺皮质激素等分泌增加，从而加剧疼痛。

同时，当宝宝通过产道时，子宫颈、阴道及会阴部发生扩张，这些软组织受到胎头扩张时，会出现牵拉损伤，因而令妈妈产生一种撕裂的痛楚。

05 产程长短有个体差异吗？决定因素有哪些？

产程是指从间隔5～6分钟，持续30秒的规律性子宫收缩开始，到胎儿、胎盘娩出所需的时间。一般来说，初产妇约为12～16小时，经产妇则为6～8小时。

产程长短具有个体差异，在骨盆腔状况良好，胎儿大小适中的情况下，产程长短取决于下列因素：

产妇的精神状况 精神状态也就是心理因素，对分娩进展是否顺利具有重要影响。如果产妇精神过度紧张，会使得大脑皮层神经功能失调，导致子宫收缩不协调，子宫颈口不易扩张，也可能使产妇不会利用宫缩间歇休息，容易疲劳，造成产程延长。

产妇的年龄 年龄超过35岁的高龄初产妇，机体软组织弹性较差，子宫颈口不易扩张或扩张较慢，阴道、外阴亦扩张较慢，会造成延长产程。

子宫颈口与骨盆底组织的松弛程度 经产妇的子宫颈和骨盆底组织较初产妇松软，其子宫口开得快，产程也会比较短。

胎儿在骨盆里的位置 正常胎儿在骨盆里的位置是枕前位，这种胎位有利于胎头顺利地通过产道。其他胎位的胎儿，娩出则较困难，导致产程延长。通常预产期前一个月，胎头就会进入骨盆，如果胎头延期不入骨盆，可能会让分娩困难，使产程延长。

06 分娩的具体过程是怎样的？三个产程如何划分？

临床上，通常把分娩过程分为三个阶段，即三个产程。

第一产程所需的时间最长，从出现有规律的子宫收缩开始，直到子宫颈口开全为止。子宫收缩时，产妇一般会感到子宫变硬，小腹或腰部有疼痛和下坠感。由于产妇无法感觉子宫颈口张开的程度，所以需要医生做检查进行判断。在子宫颈口接近开全或开全时，胎膜往往会自然破裂，俗称破浆胞，随之有清亮、透明、混有胎脂的羊水流出。

第二产程时间较短，是从子宫颈口开全至胎儿娩出为止。胎儿随着强力而频繁的宫缩逐渐下降，当胎先露部分达到骨盆底部压迫直肠时，产妇的腹部肌肉会协助子宫肌肉，共同把胎儿推出子宫。

第三产程是分娩的结束阶段。宝宝出生后，医生会用夹子夹紧脐带，然后把脐带剪断。胎儿娩出后，子宫体积随之缩小，当子宫再度收缩时，胎盘便自子宫壁剥离，再经过子宫收缩，胎盘及胎膜会随子宫收缩而排出产道。

07 自然分娩有什么好处？

❶ 自然分娩时腹部的阵痛可使产妇大脑中产生内啡肽，这是一种比吗啡作用

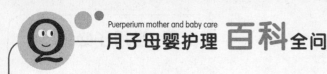
更强的化学物质，可给产妇带来强烈的快感。因为分娩在展示妊娠结出的硕果的同时，也是女性在一生中不可多得的"享受痛苦"的时刻，"十月怀胎，一朝分娩"，就是这个意思。另外产妇的垂体还会分泌一种叫催产素的激素，这种激素不但能促进产程的进展，还能促进母亲产后乳汁的分泌，甚至在促进母儿感情中也起到一定的作用。

❷临产时随着子宫有节律的收缩，胎宝宝的胸廓受到节律性的压力。这种节律性的变化，使胎宝宝的肺迅速产生一种叫做肺泡表面活性物质的磷脂，因此出生后的婴儿，其肺泡弹力足，容易扩张，能很快建立自主呼吸。

❸在阴道自然分娩过程中，胎宝宝有一种类似于"获能"的过程。自然分娩的婴儿能从母体获得一种免疫球蛋白G（IgG），出生后机体抵抗力强，不易患传染性疾病。

❹在分娩时，胎宝宝由于受到阴道的挤压，呼吸道里的黏液和水分都被挤压出来，因此，出生后患有"新生儿吸入性肺炎"、"新生儿湿肺"的相对减少；另外随着分娩时胎头受压，血液运行速度变慢，相应出现血液充盈，使呼吸中枢兴奋，建立正常的呼吸节律。

08　自然分娩的缺点有哪些?

自然分娩的缺点有产前阵痛，阴道松弛，子宫膀胱脱垂后遗症，会阴伤害甚至感染，外阴血肿等。

在自然分娩的时候，需子宫阵阵收缩，子宫口才能慢慢扩张，胎头才能逐渐下降，最后将胎儿娩出。所以自然分娩的妈妈将要经历子宫收缩的阵痛及胎头下降及娩出过程的疼痛，以及对阴道会阴部的扩张及损伤。不过目前许多医院有镇痛分娩，可减轻阵痛，另外，分娩过程中对盆底组织也将带来一定的损伤，造成盆底组织的松弛。如在产后再不注意盆底锻炼，会造成阴道松弛和子宫脱垂。

09　自然分娩需要做哪些准备?

分娩前准备越充分，越周密，越有利于自然分娩。对多数孕妇来讲，从家人、同事、朋友以及邻居那里都会听到要准备些什么东西。但这些往往是"硬件"准备，除此之外，还应做好"软件"的准备工作。

●在孕前、孕期，孕妇要了解分娩的相关知识，如看一些生育方面的科普书籍，参加孕妇学校听课，与已经分娩过的母亲们交谈，与医护人员交流等。

●定期做好产前检查，对自己的妊娠过程及自然分娩的概率有所了解，与医生多交谈，多询问。

●与老公一起进行自然分娩的一些运动，包括拉梅兹呼吸运动，拉梅兹按摩镇痛及一些有助于分娩的辅助肌的锻炼等。

●要了解何种情况下必须去医院，认识临产的现象，也可以记下医院的咨询电话，有情况及时询问，以免延误去医院的时机。

●要提前做好准备。计算好医院离家有多远，乘什么交通工具去医院，在上下班时间交通拥挤时，从家大约需要多长时间到达医院，最好预先演练一下去医院的路程和时间。另外还要准备备用方案，以便当第一条路堵塞或交通工具出问题时也能尽快到达医院。

●预先安排好工作和生活。如请人帮助料理家务，请同事帮助做一些工作，并事先与上司和同事打好招呼。

10 什么是剖宫产？实施剖宫产有什么好处？

通俗地说，剖宫产是产妇在分娩过程中，由于产妇及胎儿的原因无法使胎儿自然娩出而由医生采取的一种经腹部切开子宫取出胎儿及其附属物的过程。

剖宫产手术的实施降低了产妇及围产儿的死亡率，对产钳和臀位产造成的产伤及新生儿并发症明显减少。但剖宫产有利也有弊，在医学上有严格的适应证，它是绝对不能代替阴道分娩的。

11 剖宫产对产妇和新生儿有什么危害？

剖宫产手术，除了麻醉方面的风险外，还可能在术中或术后出现一些相应的并发症。此外，剖宫产还可能对新生儿和产妇产生一系列的伤害。

1 剖宫产对产妇有什么伤害？

●剖宫产是一种手术，有可能出现手术并发症。手术中可能出现麻醉意外，出血，膀胱及输尿管、肠管的损伤。术后可能出现发热、腹胀、刀口出血、血肿、刀口感染、肠粘连等。

• 腹壁刀口易发生子宫内膜异位症。

• 剖宫产会给产妇子宫留下永久性疤痕，这种子宫医学上称"疤痕子宫"，疤痕子宫在2年内再妊娠容易发生胎盘植入、胎盘粘连，分娩时易发生子宫破裂、胎盘剥离不全及出血。避孕失败进行人工流产时易发生出血及子宫穿孔。

• 后期疼痛剧烈。虽然无须经历自然分娩的剧痛，但手术后的疼痛绝不亚于分娩时的疼痛，而且手术后的恢复比较缓慢，不同于阴道分娩宝宝生下来后疼痛就消失了，而是随着麻醉药作用渐渐消退，一般在术后几小时便开始感觉疼痛。此时，医生会安排术后镇痛，多数情况下不需要再用其他止痛药物。过量应用镇痛药物会影响肠蠕动功能的恢复及排尿困难。所以，要对疼痛作好一定的精神准备。

2 剖宫产对新生儿有什么伤害？

• 对新生儿来说，由于没有经过产道挤压，新生儿肺没有经过锻炼，出生后不易适应外界环境的骤变，易发生新生儿窒息、呼吸窘迫综合征、吸入性肺炎。

• 剖宫产手术增加了新生儿感染的机会，使之患病率明显增加，甚至给孩子带来生命危险。

• 锁骨骨折。见于胎儿体重过大肩部过宽或胎位异常史，会造成娩肩困难，造成锁骨骨折。

• 股骨或肱骨骨折。股骨骨折多见于臀位横位，是因为胎儿过大，或母体合并子宫肌瘤，子宫肌腺症，在胎儿娩出困难时，术者需牵拉胎儿上肢或下肢，助其娩出。此时可能发生股骨或肱骨骨折。

• 颅骨骨折。多见于小儿已进入骨盆入口较深的部位，或胎位异常，娩头时术者需将胎头拖出，方能娩出胎儿，在胎儿娩出困难的情况下，可能会对胎头的某一局部造成损伤。

• 软组织损伤。在切开子宫时，由于宫壁过薄或术者用力过猛，致使器械划伤胎宝宝的先露部位。

当然以上对胎儿的损伤是少见的。

12 哪些情况下必须实施剖宫产?

1 分娩前什么情况下须实施剖宫产?

- 胎宝宝过大或骨盆狭窄、畸形,造成胎儿无法通过产道。
- 超过预产期2周经医生引产失败或胎儿过大的臀位,仍未分娩。
- 胎位异常,如胎宝宝为横位。
- 胎盘早剥或前置、脐带脱垂。
- 孕妈妈的健康状况不佳,分娩时可能会出现危险情况,比如,患有严重的妊娠高血压综合征,心、肾功能不全,重度血小板减少症(血小板$<5\times10^9/L$)等疾病,无法耐受自然分娩,又如,高龄产妇初产、有过多次流产史或不良产史及其他因素等。
- 胎儿缺氧,发生胎儿窘迫。
- 高龄初产妇或不良产史等其他因素。

2 分娩时什么情况下须实施剖宫产?

- 胎宝宝的腿先娩出。
- 分娩停滞:宫缩异常或停止,又无法用宫缩药物排除。
- 下降停滞:胎宝宝的头部或臀部在进入产道过程中出现停滞。
- 胎宝宝窘迫:临产时胎宝宝心音发生病态改变,或血液化验显示过度酸化,胎宝宝严重缺氧,无法以自然方法进行快速分娩。
- 胎膜破裂时间延长:已超过24~48小时,经引产无效,仍未临产。

13 什么是早产?

　　早产是指在满28孕周至37孕周之间(196~258天)的分娩。在此期间出生的体重1000~2499克、身体各器官未成熟的新生儿,称为早产儿。

14 早产的原因有哪些？

1 孕妇方面的原因有哪些？

• 合并子宫畸形（如双角子宫、纵隔子宫）、子宫颈松弛、子宫肌瘤。

• 合并急性或慢性疾病，如病毒性肝炎、急性肾炎或肾盂肾炎、急性阑尾炎、病毒性肺炎、高热、风疹等急性疾病；心脏病、糖尿病、严重贫血、甲状腺功能亢进、高血压病、无症状菌尿等慢性疾病。

• 并发妊娠高血压疾病或肝炎、肾炎、心脏病等情况下，为母儿健康而提前终止妊娠。

• 吸烟、吸毒、酒精中毒、重度营养不良。

• 其他，如长途旅行、气候变换、居住高原地带、家庭迁移、情绪剧烈波动等精神体力负担；腹部直接撞击、创伤、性交或手术操作刺激等。

2 胎儿胎盘方面的原因有哪些？

• 前置胎盘和胎盘早期剥离。

• 羊水过多或过少、多胎妊娠。

• 胎儿畸形、胎死宫内、胎位异常。

• 胎膜早破、绒毛膜羊膜炎。

• 胎儿窘迫，需终止妊娠。

15 早产的征兆有哪些？

孕妇首先要知道自己有无早产的高危因素，如：以前怀孕曾在孕晚期流产或早产，子宫先天畸形、合并子宫肌瘤、前置胎盘、羊水过多、多胞胎、合并心脏病、高血压、贫血等。其次要观察宫缩的次数和持续及间隔的时间，每15分钟出现宫缩大于或等于2次，或每20分钟大于或等于4次，或每60分钟大于或等于8次，休息以后频率不减少。同时如宫缩持续30秒以上，间隔时间有规律则可能要早产。孕妇要及时到医院就诊。另外破水、见红等也可能会早产，需立即到医院进一步治疗。

16 怎样预防早产?

● 不要碰撞腹部，不要到人多的地方去，以免拥挤，防止跌倒，不要拿重的或高处的东西。

● 不要刺激腹部，养成良好的排便习惯，避免发生便秘和腹泻，以免刺激子宫收缩，夫妻生活要适度。

● 要注意休息，避免精神紧张、烦躁和疲劳。

● 预防并及时治疗并发症，如贫血、妊娠高血压疾病、双胞胎、前置胎盘、羊水过多等。

● 积极治疗子宫畸形和缺陷，如纵隔子宫可于孕前纠正，子宫颈口松可于妊娠13~18周行宫颈内口环扎术。

● 积极治疗合并症，如心脏病、肾病、高血压及贫血等。

● 积极治疗生殖道炎症。

● 保持乐观的心态，减轻劳动强度，注意休息。

17 什么是引产? 怎样进行引产?

妊娠12周后，因母体或胎儿方面的原因，须用人工方法诱发子宫收缩而结束妊娠，称之为引产。

引产一般分为中期妊娠引产和晚期妊娠引产。怀孕中期引产是因为优生、而终止妊娠。采用利凡诺引产较多，必须到医院，由专业医生进行手术，因为处理不当，会发生出血、感染、胎遗等并发症。晚期妊娠引产是怀孕后期，因为母亲有一些并发症或者胎儿存在问题而采取措施引起子宫收缩，结束分娩。晚期妊娠引产的方法很多，如人工破膜，滴催产素，前列腺素引产等等，但还是要强调必须在正规医院，由专业医生来进行，否则会威胁母婴安全。

18 为什么要引产? 哪些情况需引产?

由于某些特殊原因，继续妊娠会招致不良后果或危险，只有终止妊娠，进行引产手术，才能确保母体健康或使胎儿脱离宫内险境。凡孕妇妊娠28周后具有以下不良情况者，均应经医师确定，施行引产手术：

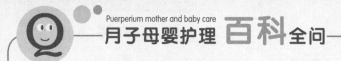

患慢性肾炎的孕妇 有些患者本来就不宜怀孕，在怀孕后会更加重肾脏负担，促使各种症状加重，不利胎儿的生长发育和母体的恢复。此种情况应当及早引产，结束妊娠。

有重度妊娠高血压疾病的孕妇 病症发生在妊娠中期和后期，孕妇全身小血管收缩，出现血压升高、头痛头晕、呕吐、下肢水肿、小便时出现蛋白，经过治疗后病情无好转，如果继续妊娠时容易发生抽搐（子痫）或胎盘与子宫壁容易提早剥离，可引起子宫大出血，并会发生胎儿缺氧（窒息）甚至胎死宫内的危险。所以在重度妊娠高血压疾病的情况下应引产。

羊水过多的孕妇 孕妇羊水过多时，子宫底会急骤升高，压迫孕妇的胃，甚至使心脏移位，常会导致孕妇心悸、憋气，难以平卧，影响睡眠和饮食。如经医师确诊为羊水过多致使孕妇恶性反应及胎儿畸形者，应立即引产，终止妊娠。

宫内死胎 倘若孕妇感觉胎动消失，经医生检查确定胎儿死在宫内者，应立即引产排除死胎，以保证孕妇生命安全。

患有糖尿病或其他严重器质性疾病的孕妇 患有糖尿病或其他严重器质性疾病的孕妇，因为身体虚弱、精力不济，继续妊娠时对孕妇本身与胎儿都不利，应当考虑引产。

胎儿畸形或胎儿不能生存 以超声波等方法检查，发现胎儿严重畸形或胎儿不能生存者，也需立即引产。

19 什么是急产?

一般正常的状况下，产妇分娩要经历一、二、三产程。在第二产程的时候，子宫口完全打开，胎膜破裂，羊水流出，由于胎头下降，压迫直肠，产妇会有排便感。此时，宝宝马上就要娩出了。尽管产程时间也是因人而异的，但初产妇在这个产程时，一般也需要1～2小时，经产妇会很快（几分钟到十几分钟）。整个分娩全程，从腹痛开始到生产结束，不应少于3小时。不足这个时间的，就属于急产。

20 哪些产妇容易发生急产?

- 多胎的经产妇。
- 孕妇发生早产。

- 胎儿的体重过轻。
- 上一胎有急产记录的产妇。

因为经产妇子宫颈口打开的速度会加快，临床上就有产妇依照上一胎的经验，以为自己不会那么快生产，结果没有马上到医院待产，而发生在家生产的情况。另外，有些初产妇可能因为还未到预产期，没有想到自己要生产了，而发生早产的急产。

21 如何预防急产的发生？

急产常常发生在产力过强、骨盆宽大、胎儿偏小的产妇身上，多次分娩的产妇，也有可能发生急产。所以，预防急产就要根据实际可能出现的情况，在妊娠晚期，做好分娩的准备工作。当出现强烈宫缩时，应毫不迟疑地进医院分娩。医生则会按产妇情况对症处理，必要时也可以用药物抑制宫缩，使产程缓慢进行而避免发生急产。

22 什么是难产？出现难产的情况有哪些？

"难产"就是当分娩进行到某一阶段的时候，胎儿无法顺利通过产道娩出。造成难产的原因很多，如巨大儿（出生体重大于4000克的新生儿）就是其中的一个因素。但是难产不一定全是"巨大儿"造成的，还有骨盆异常、产妇宫缩乏力、软产道异常及胎位异常。

难产还有以下两种情况：第一种是"肩难产"，也就是胎头出来了，但肩膀却卡住了。此时，医生会让你将双腿屈曲、抱起，同时一位医护人员可从产妇的耻骨上方压迫胎儿前肩使胎儿肩部进入产道，另一位就帮忙转胎儿。出现肩难产时容易使孩子发生锁骨骨折或拉伤孩子的臂神经丛。第二种难产则较少见，那就是胎位不正如臀位的产妇尝试自然分娩，但当胎儿的身体出来后，由于胎头过大而造成后出头困难。其后遗症与"肩难产"相似，容易出现拉伤孩子的臂神经丛等产伤，甚至发生死产。所幸大部分胎儿的臂神经丛拉伤可通过各种治疗复原。

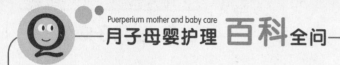
23 宫缩乏力是怎么回事?

宫缩乏力有原发性宫缩乏力和继发性宫缩乏力。

原发性宫缩乏力,指产程一开始就表现为子宫收缩弱而无力,持续时间短,间歇时间长,并且不随产程进展而逐渐好转,但宫缩也不停止。子宫收缩时不见宫体隆起发硬,产妇大多腹痛感轻。

继发性宫缩乏力,指产程开始时子宫收缩力正常,而当产程进展到一定程度时子宫收缩力变弱。

24 为什么宫缩乏力会造成难产?

宫缩乏力可使宫颈口扩张及胎儿先露部下降缓慢,使产程延长或停滞。产程过长,产妇休息不好,进食少,思想顾虑重,使产妇疲惫不堪,造成肠管胀气、排尿困难,又影响子宫收缩。这种恶性循环易造成难产,导致胎儿窘迫、产后出血及感染。

25 如何应对宫缩乏力?

因为宫缩乏力使产程延长,对母胎均有不良影响。一旦出现宫缩乏力,医生要全面分析产力、产道和胎儿三大因素,并根据产妇不同的产程做不同的处理。

1 第一产程如何应对?

出现宫缩乏力应检查产道及胎位。若产道有梗阻或胎位不正,估计不能经阴道分娩者,要及时行剖宫产术;若估计能经阴道分娩,应设法加强宫缩,如消除产妇的紧张心理;若产妇极度疲劳,可以给予镇静药,让产妇充分休息,同时注意补充营养;若产妇不能吃东西,可以给予输液。如果宫缩仍不见好转,可行人工破膜,破膜后,胎头紧贴子宫下段及子宫颈,从而反射性引起子宫收缩。也可以通过静脉点滴催产素来加强宫缩。

2 第二产程如何应对?

产程进入第二阶段,宫口已开全。此时出现宫缩乏力,如果胎儿先露部较低,行助产可以阴道分娩的话，可以静脉点滴催产素，然后行阴道助产术结束分娩。如果胎儿较大，先露高且有头盆不称情况，估计不能经阴道分娩者仍要做剖宫产术。

3 第三产程如何应对？

胎儿娩出后，宫缩乏力容易引起产后出血，所以在胎宝宝娩出后应立即肌注催产素10单位，胎盘娩出后可以进行腹部按摩宫底，以促进子宫收缩。

26 什么是过期妊娠？过期妊娠与哪些因素有关？

妊娠达到或超过42周，称为过期妊娠。

因为引发分娩的可能因素很多包括黄体酮阻断、催产素刺激及胎儿肾上腺皮质激素分泌等，任何因素引起这些激素失调均可导致过期妊娠。所以过期妊娠可能与以下因素有关：雌、孕激素比例失调、盆腔空虚、胎儿畸形、遗传因素等。

27 过期妊娠对孕妇和胎儿有什么危害？

过期妊娠对母胎的危害主要有以下几个方面：

❶过期妊娠时，若胎盘功能良好，可形成巨大儿，使难产的机率增加。

❷胎儿颅骨变硬，变形能力低，塑形差，不易适应产道，而使难产的机率增加。

❸若胎盘功能减退，围产儿死亡率增加，较正常妊娠者高4倍。

❹胎儿窘迫、新生儿窒息、新生儿胎粪吸入综合征、产伤以及新生儿低血糖的发生率增高。

❺由于难产情况的增加，从而增加了母体损伤以及产褥感染的机会。

28 如何预防过期妊娠？

孕妇要坚持定期做产前保健检查，听取医生的建议，通过各种方式确定预产期。怀孕36周后要多运动，或做一些分娩的准备练习，以避免过期妊娠。过了预产期1周后应住院待产，对胎儿在宫内的健康状况、胎盘功能进行监测，必要时须引产。

上篇 二、让分娩更顺利

01 什么是无痛分娩？分娩镇痛的方法有哪些？

通常所说的"无痛分娩"，在医学上其实叫做"分娩镇痛"，即用各种方法使分娩时的疼痛减轻甚至消失。分娩时，子宫收缩，子宫血管就会受到压迫，这样就造成了子宫缺血。子宫颈口开大的时候，肌肉会变薄、韧带会拉伸，肌肉韧带的神经末梢理所当然发生变化。而且，生产时胎儿对母亲产道也会产生压迫，这些都会使产妇在分娩时感到剧烈的疼痛。

目前通常使用的分娩镇痛方法有两种：一种是药物性的，是应用麻醉药或镇痛药来达到镇痛效果，这种就是我们现在所说的无痛分娩。

另一种是非药物性的，是通过产前训练、指导子宫收缩时的呼吸等来减轻产痛；分娩时按摩疼痛部位或利用中医针灸等方法，也能在不同程度上缓解分娩时的疼痛，这也属于非药物性分娩镇痛。

02 无痛分娩的优点有哪些？

• 最有效，最能消痛。

• 10～15分钟药力便生效，速度快。

• 只做下半身麻醉，产妇可保持清醒。相比全身麻醉，产妇始终处于清醒状态，所以不易患吸入性肺炎。

• 不会对宝宝产生副作用，镇痛分娩药物只阻断感觉神经，对运动神经作用非常弱，故在分娩时不影响产妇运动及用力。而注射止痛针或全身麻醉所用的药物会吸收进入血液内，经胎盘会影响宝宝，抑制宝宝及妈妈的呼吸；若呼吸受抑制，出生后可能会不哭、不能正常呼吸，需要用兴奋呼吸中枢的药物才可恢复。

03 无痛分娩的缺点有哪些？

- 镇痛时，可能会影响子宫收缩，使宫缩减弱，需用缩宫素增加子宫的收缩力。
- 由于宫缩乏力可能会致使第一产程或第二产程所需时间较长。
- 由于要在腰背部留针，针眼会有短暂疼痛。
- 腰部穿刺部位可能会有出血、感染等。
- 镇痛时可能会出现排尿困难或膀胱胀大（尿潴留）。
- 产妇可能因对麻醉药有反应而造成低血压，供应给胎儿的血量减少，造成胎儿宫内窘迫。若注射麻醉药的针插入太深，深至硬膜，脊髓液可能会经硬膜渗出，脑脊液减少，产妇会感到有头痛。麻醉针有可能损害脊椎内的神经，严重的可导致下肢瘫痪，不过麻醉科医生均受过专业训练，故发生这些情况的机会很少。有些产妇会出现短暂的全身颤抖现象，原因还不明。

04 什么是拉梅兹分娩法？其创始原理是什么？

拉梅兹分娩法（也译作拉玛泽分娩法），由俄罗斯的医生最初发明，1951年由法国医生拉梅兹博士整理，因此被称为拉梅兹分娩法。

拉梅兹分娩法是集联想法、放松法及呼吸法为一体的一种心理疗法。拉梅兹分娩法通过心理疗法减轻自然分娩时的阵痛，可以说是一种精神预防性分娩。

拉梅兹生产法主要是让孕妇对于生产这件事有正确的了解，清楚知道生产时可能会有的状况，让阵痛来临时，能有经验、稳定地实施各种呼吸步骤，使得肢体及心理放松，从而降低因紧张带来的疼痛。因此在产前就必须训练各项运动以及呼吸技巧，才能水到渠成，发挥所学。

拉梅兹分娩法的创始原理是利用巴甫洛夫的"制约原理"即条件反射学说。

其原理是：每当小狗看到食物就会出现流口水的自然反射行为，于是让食物伴随铃铛声出现，经过数次经验后，下次当铃铛声响，却没有食物，小狗也会流口水。此原理运用到生产阵痛时，则是将原本疼痛时立即出现的"肌肉紧张"，转化成"主动肌肉放松"，使得疼痛减轻，伴随呼吸技巧的步骤转换，度过各个分娩疼痛阶段。

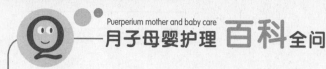
05 如何学习拉梅兹分娩法？

有不少医院都举办拉梅兹分娩讲座。这些讲座主要以妊娠28～34周的孕妇为对象，每周讲1～2次课，每期4～6周。如果听完拉梅兹分娩讲座以后在家坚持练习，分娩时将会起到很好的效果。太早学可能会没耐心或者到后来就淡忘了，太晚学则可能无法熟练呼吸方法，肌肉运动训练也不足。

要让拉梅兹分娩法发挥效用，就必须有恒心练习到熟练。当阵痛开始时，产妇要有信心，把所学所练发挥出来，就一定能降低疼痛，并从中感受到生育下一代的喜悦。

06 拉梅兹分娩法有什么优点？

拉梅兹分娩法最大的优点就是丈夫可以积极地参与到分娩过程中。丈夫和妻子一起听拉梅兹分娩法讲座以后，分娩过程中产妇实施呼吸法、联想法及放松法时，丈夫可以起到指导作用。

同时，因丈夫参与分娩过程，产妇在心灵上得到安慰。而对丈夫来说在感到责任感的同时，可与妻子一起迎接宝宝诞生那令人激动的一刻。

07 秋千分娩法是如何进行的？ 有什么优点？

在国外，秋千分娩是近来颇受青睐的分娩方法之一。分娩台像秋千一样被吊在具有缓冲作用的弯圈状铁棒上。根据身体的姿势可以更换托座。分娩时，产妇可自如采取坐姿或者向后躺等姿势，且在腰部上设有热敷器具。阵痛时，产妇可坐在秋千上前后左右晃动骨盆。同时可以通过机器控制，采取坐式分娩姿势。

当强烈的阵痛有规律地来临，且子宫口张开5厘米时，产妇从待产室转到秋千分娩室。产妇需要输液，视宫缩强弱给予小剂量催产素静点。产妇上秋千分娩台以后，像荡秋千一样前后晃动臀部，按平时练习过的呼吸法进行呼吸。根据医生的口令，抬膝盖，向臀部用力，胎儿就会娩出。秋千分娩属于家人参与分娩过程的家庭分娩，由产妇的丈夫剪断脐带。

秋千分娩不仅能很大程度上减轻分娩的痛苦，而且丈夫和家人可以参与分娩过程，有利于稳定产妇情绪。

08 什么是水中分娩法?

水中分娩是被现代医学所认可的比较安全的分娩方法。采用水中分娩时,产妇坐进盛满温水(水温约37℃,盐水浓度与羊水相同的消毒溶液)的浴缸中待产。因为坐着分娩,骨盆容易舒展,便于用力,通过给胎宝宝创造同胎内环境相似的外部环境,降低胎宝宝降生时的压力,同时缓解产妇的阵痛。

一位经历过水中分娩的妈妈幸福地说,在水中分娩整个过程中感觉非常美妙,从进入水中后全身放松,几乎感觉不到什么疼痛,出生的宝宝在水中就像一只可爱的小海豚。不过,并非所有的产妇都能在水中分娩,只有能顺产的产妇才能这么做。

09 水中分娩有哪十大好处?

目前,水中分娩在国外已很流行,但在国内却属于新鲜事。下面介绍水中待产分娩的十大好处,以帮助各位准妈妈更好地了解水中分娩。

- •最大限度地减少产妇待产的痛苦。
- •水中分娩可以缩短分娩产程。
- •水中分娩可以降低产妇血压。
- •水中分娩让产妇更有"感觉"。
- •水体流动性使得产妇可以自主选择最舒服的分娩位置。
- •水中分娩使紧张的产妇更容易放松情绪。
- •给产妇一个积极的支持保护空间,节省产妇体力。
- •可以减少药物和其他介入治疗的使用。
- •水中分娩可减少外阴创伤和避免外阴切开手术。
- •水中分娩可以减少剖宫产的机率。

产妇可以借助浮力根据需要或者医生的口令轻易地自由变换位置,而不需要其他人帮忙。这些将有助于盆骨打开和顺利分娩。

10 如何消除产前紧张心理?

初产妇往往缺乏心理准备,对生产感到既神秘,又有些惧怕,再加上听到分娩是如何痛苦，使得许多产妇对分娩更加恐惧。很多孕妇每当想到自己即将临产时，心中就忐忑不安，就会很紧张。那么，如何消除产前紧张心理呢？

❶心情越紧张，产妇的肌肉就会绷得越紧，产道不容易撑开，婴儿不能顺利分娩，不但疼痛会更厉害，而且还会造成难产、滞产等不良后果。相反，如果产妇心情舒展，让肌肉和骨盆放松，婴儿就能顺利分娩。

❷参加孕妇学校的课程，了解生产的过程和引起疼痛的原因，有助于克服对分娩的恐惧心理。

❸练习分娩镇痛的呼吸和按摩方法。

❹安排好工作，处理好各种家庭、朋友、社会关系，消除各种矛盾，尽可能不要把不良的情绪带到临产后。

❺与丈夫交谈，安排好分娩前的准备工作，协商好分娩过程中可能出现的问题和解决方法。

总之，持着"既来之，则安之"的态度，事先详细了解分娩过程，做好配合助产人员的准备，这种心理状态能很好地帮助产妇克服产前的种种不适。事实证明，有心理准备比没有心理准备的产妇生孩子要顺利得多。

11 临产后产妇可以吃东西吗？

在分娩过程中，产妇的胃肠消化及吸收功能均减弱，产妇食欲不好，随着产程的进展，宫缩越来越强，宫缩强烈时，常常会引起恶心呕吐，以致产妇摄入的热量及水分不够，影响产程进展。如果出现上述情况，产妇不要再吃东西，以免引起误吸和加重恶心呕吐的程度，医生会通过静脉输液来补充产妇所需的热量和水分，所以产妇不必担心。反之，如果在产程中，产妇没有上述表现，在第一产程的宫缩间歇期，可以少量多次进食，吃一些易消化的食物，并注意摄入足够的水分，以保证充沛的精力和体力，为第二产程做准备。

12 临产后小便需要注意哪些问题？

临产后，产妇应注意排尿，一般每2～4小时就要排尿一次，以避免胀大的膀胱影响子宫收缩和胎儿先露部下降。如果产妇出现排尿困难，应及时告诉医生，医生要检查有无头盆不称的情况，必要时医生可以给导尿管导尿。但产妇不要因排尿困难而蹲的时间过长。

13 临产后大便需要注意哪些问题？

❶产程进展过程中，如果产妇宫缩时有大便感，在征得医生同意后，方可在有人陪同的情况下去解大便，但应注意蹲的时间不可过长，以免发生宫颈水肿。

❷如果在宫口未开全时，产妇有频频排便感，应通过医生检查寻找原因，是肛门检查刺激所致，还是因为胎位不正所致。但是无论哪一种原因引起，在宫口尚未开全时，都不要过早屏气，也不要下蹲，以免引起宫颈水肿，影响宫颈的扩张和产程进展。

❸如果宫口已开全，产妇就要在医生的指导下，于宫缩期间屏气如解大便样向下用力，此时，产妇千万不能自行下床解大便，以免发生危险。

14 入院后需要做哪些检查？

产妇入院后，进入待产室等待分娩。医生要翻阅产妇的产前检查记录，了解妊娠期间的情况。然后要询问病史，包括妊娠期间的情况、月经情况、婚育情况、既往身体健康情况、现在阵发性腹痛情况、阴道流血及流水情况等等，并要进行全身查体、包括内科查体和产科查体。

产科查体要测腹围、宫高，估计胎儿大小，测骨盆大小观察骨盆形态，查宫颈口开大的程度及先露的高低，观察宫缩持续时间、强度，并要听胎心。通过以上检查，医生对产妇能否经阴道分娩有了大体的估计。

有的产妇对这些反复检查很不耐烦，实际上正是通过这些检查，医生才能发现异常情况，采取相应的措施，确保分娩顺利进行。

15 灌肠有什么好处？哪些情况不宜灌肠？

产妇入院后，如果没有禁忌症，初产妇可在宫口开不到4厘米，经产妇宫口开不到2厘米时，用温肥皂水灌肠，灌肠能清除粪便，避免分娩时肛门放松，粪便排出污染产床及消毒物品，避免会阴侧切口、会阴伤口、产道及新生儿被粪便污染，同时，又能通过反射作用，刺激宫缩，加速产程进展。

有以下几种情况不宜灌肠：

• 胎膜早破，灌肠能引起脐带脱垂。

• 胎儿先露部尚未衔接，胎位不正者，灌肠能引起胎膜早破。

• 有剖宫产史。

• 有急产史或宫缩过程，估计1小时之内即将分娩者。

• 产妇患有心脏病或产前出血等妊娠并发症者。

16 分娩前为什么要把阴毛刮掉?

生产时的剃毛通常只会在靠近会阴部(肛门口至阴道口)的地方进行，而不是把所有的阴毛都剃掉。有些医生会在产妇待产时就先为产妇剃毛，有些医生则等到产妇上了产台再进行。

刮掉阴毛有两方面的好处：一方面，分娩前有利于外阴的消毒，使消毒更为彻底；另一方面，分娩后由于阴道排泄物增多，将阴毛粘在一起，会使产妇感觉很不舒服。

17 为什么要做肛诊或阴道检查?

产妇临产后入院，医生都要为产妇做肛门检查或阴道检查，并在临产初期约4小时检查一次，经产妇或宫缩频而强者，间隔时间缩短。宫颈扩张至3厘米以后，每2小时检查一次。

临产后，随着子宫的收缩，宫颈口要不断开大，胎儿的先露部要下降。医生就是通过肛诊或阴道检查确定宫颈扩张和胎儿先露下降的程度，了解骨盆腔的大小、宫颈的软硬及厚薄，是否已破膜，确定胎先露，胎位等，确定骨盆腔的大小、先露部高低以及胎方位、子宫颈口扩张的程度等，以判断产程进展情况，决定下步分娩方式。

所以，医生做肛诊及阴道检查时，产妇一定要密切配合。检查最好在宫缩时做，产妇千万不要提出等宫缩后才允许医生检查的要求。

18 第一产程有何特点? 产妇应该怎么做?

产程刚刚开始时，宫缩持续时间短，间歇时间较长，子宫收缩力较弱，产妇感觉腹痛程度轻，可以忍受，这时，如果医生同意，可以适当下床活动。宫缩时做均匀的深呼吸，间歇时全身放松休息，也可以在宫缩间歇期吃一些易消化的食物。很多产妇喜欢吃巧克力，因为巧克力热量高，可用于补充产妇所需热量。注意要勤解小便，因为胀大的膀胱不但影响先露部的下降，还会影响宫缩。

随着宫口的不断开大，宫缩会越来越强，持续时间可达1分钟，间隔时间缩短到1～2分钟，产妇腹痛越来越重，间隔时间逐渐缩短，往往感到连喘气的机会都没有。这时，产妇可以通过深呼吸止痛法、腰骶部压迫止痛法、按摩止痛法等来减轻一些不适感。产妇一定要尽量控制自己的情绪，不要大声呼叫，要和医生密切配合，以顺利度过漫长的第一产程。

第一产程子宫口开全的整个过程可分为3个阶段，其内容介绍如下：

第1阶段（如图1A）：宫口开大2厘米时。阵痛间隔8～10分钟。阵痛间隔还比较长，所以这段时间要充分休息。

第2阶段（如图1B）：宫口开大6厘米时。阵痛间隔3～5分钟，阵痛加剧。子宫口开全还需2～3小时，到娩出还需7～8小时。

第3阶段（如图1C）：宫口开全时。阵痛间隔约1～2分钟，约持续40～90秒钟。此时的宽度可使胎儿通过。再过2～3小时胎儿将诞生。

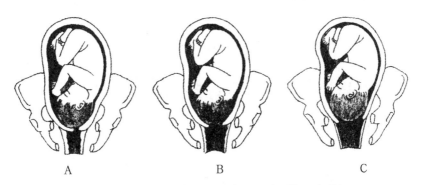

A　　　　　　　　　B　　　　　　　　　C

图1　从有规律的宫缩到子宫口开全（第一产程）

19 **第二产程有何特点？产妇应该怎么做？**

产程进入第二阶段，此时宫口已开全。宫缩持续1分钟，间歇2分钟左右。宫缩时，因先露部压迫盆底组织，产妇有排便感，并不由自主向下屏气用力。

第二产程是最紧张、体力消耗最大的时期，也是保障母子安全的关键时期。产妇这时一定要和医生密切配合，听从指挥，掌握正确的用力方法。在宫缩时先行深吸气，然后如解大便样屏气向下用力以增加腹压，子宫收缩间歇期全身肌肉放松，安静休息。产妇正确使用腹压，可以缩短产程，加速分娩。胎儿娩出的具体过程如图2所示。

若用力不当，徒然消耗体力，反因疲劳过度致宫缩乏力，影响产程进展。当胎头露出会阴口，接产人员告诉产妇张嘴"哈气"时，千万不要再屏气用力，可以做短促的呼吸动作，以防胎儿娩出过快而导致会阴撕裂。

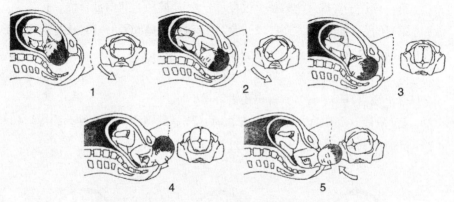

图2　从宫口开全到胎儿娩出（第二产程）

20　第三产程有何特点？接产员要做什么？

胎儿娩出后，即进入第三产程。这时，产妇感到轻松，子宫底下降至脐平，宫缩暂停几分钟后重又开始。子宫体变硬呈球形，宫底升高达脐上，阴道有少量流血，阴道口外露的脐带自行下降变长，这些征象表示胎盘已剥离。接产人员轻轻按压子宫底部，牵拉脐带娩出胎盘。胎盘娩出的过程如图3所示。

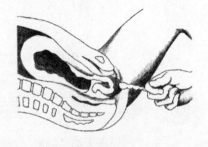

图3　胎盘娩出（第三产程）

胎盘分娩出后，接产者还要对胎盘及产妇产道进行检查，发现问题及时处理，如有裂伤，应立即缝合。

21 如何减轻分娩过程中的疼痛？

腹痛时产妇可以通过下列动作减轻疼痛感：

❶深呼吸止痛法：安静地慢慢呼吸，一呼一吸大约6秒钟左右。

❷腰骶部压迫止痛法：双手握拳压迫两侧腰骶部。

❸按摩止痛法：用双手按摩两侧骶部或用双手轻轻按摩腹部。

❹侧卧位止痛法：采用侧卧位，也能减轻一些不适感。

另外可以应用针灸或电针刺激穴位进行止痛，如针刺合谷、三阴交、足三里穴等。对于烦躁不安的产妇，且估计胎儿不能在4小时内出生者，可以应用安定或度冷丁止痛镇静。

22 第一产程的呼吸法是怎样的？

分娩主要是靠呼吸来调节气力，因此，呼吸技巧掌握与否，直接关系到分娩是否能顺利进行。因为分娩时产程不同，所以医生就会要求产妇不断变换呼吸法，以适应分娩的需要。

助产呼吸：上胸式

阵痛末期阵痛程度会加剧和增长，次数亦会变得频繁。每次阵痛开始和结束都用全胸式呼吸，中间部分用上胸式呼吸，以便尽量放松下腹，减轻疼痛。

- 半坐卧，双膝屈曲，手放于上半胸前。
- 口微微张开，用口轻吸气，然后轻吹气。
- 只用肺上半部像吹熄小蜡烛，不需太用力。

助产呼吸：腹式

- 阵痛停止时，用腹式呼吸保持放松。
- 曲起双脚仰卧，手放于上腹位置。
- 用鼻吸气，感觉腹部同时胀起，然后将手放松。
- 口轻轻呼气，腹部同时慢慢回复原位，手轻轻按下。

23 第二产程的呼吸法是怎样的?

助产呼吸 全胸式。此时期子宫完全扩张，相当于10厘米。子宫收缩变得更加强烈，配合全胸式呼吸有助于将胎儿推出母体之外。

• 半坐卧，双脚屈起，类似全胸式呼吸姿势，分开膝头用力。

• 当感觉子宫收缩时，先做两次深呼吸。

• 第三次吸气时，身体向前并低头，下巴贴着上胸，尽量放松面部和阴部肌肉，忍着呼吸大概10～15秒，用力向前和向下推。

助产呼吸 回气式。回气时迅速地再用大力吸气，大概要重复以上动作三次。

24 宝宝出生时必经哪些程序?

宝宝终于和你见面了，但是，你还不能急着去抱他（她）。此刻，助产士和医生还要执行以下若干道程序：

❶从婴儿的嘴和鼻子吸走粘液。

❷把婴儿放在你的胸部或者腹部。

❸用两个夹具剪断脐带（有时让你的伴侣或助产士帮助进行这一步）。

❹在婴儿出生后一分钟检查婴儿的基本情况并根据专业方法评分（出生后五分钟再进行一次）。

❺为婴儿洗澡或用毛巾包裹婴儿。

❻在你的婴儿和你（或你的伴侣）手腕或脚踝上系上镯子以表明母婴关系（医院婴儿多，这样就不会弄错了）。

❼为婴儿称体重。

❽把婴儿包裹在温暖的毛毯里，并在宝宝的头上套一个针织小棉帽。

❾让你拥抱婴儿。

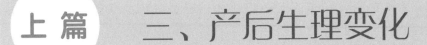

上 篇　三、产后生理变化

01 子宫有什么变化?

胎盘娩出6~8周后,子宫逐渐恢复至未孕状态,此过程称子宫复旧,包括子宫体肌纤维的缩复,子宫颈的复原,子宫内膜再生和血管的变化。

子宫体肌纤维的缩复 胎盘及胎膜娩出后,子宫立即收缩成硬实略扁的球状体,在子宫缩复的过程中,子宫肌细胞数大致不变,但肌细胞的长度和体积显著缩小,于妊娠期子宫潴留的大部分水分和电解质也随之消失。产后当时子宫重量900~1000克,17厘米×12厘米×8厘米大小,至产后1周减至500克,产后2周为300克左右,产后6~8周子宫恢复至未孕时大小,约50克。

子宫颈的复原 产后当时子宫颈松软,外口如袖管状,紫红色,水肿,厚约1厘米。次日宫口张力逐渐恢复,产后2~3日宫口仍可容两指。产后1周子宫内口关闭,宫颈管形成。产后2周已不能通过一指。至产后4周宫颈形态恢复正常。初产后宫颈两侧不可避免地有轻度裂伤,故子宫颈外口呈横裂状,"一"字形。

子宫内膜的修复 分娩时胎盘、胎膜与子宫内膜分离娩出,产后至3周除胎盘附着部位外,子宫内壁已为新生的子宫内膜覆盖,胎盘附着部位的子宫内膜的修复较慢。在胎盘娩出后,由于子宫迅速收缩,胎盘附着部的创面,直径8~9厘米,至产后2周创面面积3厘米×4厘米,产后6~8周可完全恢复。

子宫血管的变化 产后因子宫复旧,子宫血液供应相应减少,子宫壁间的血管与静脉窦随子宫肌肉的收缩和缩复被压缩变窄,最终闭塞。

02 阴道与外阴有什么变化?

分娩结束后,阴道变为松弛的管道,阴道周围组织和阴道壁水肿,黏膜皱褶

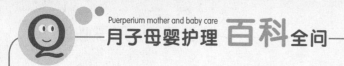

消失，淤血呈紫红色。在产褥期阴道壁张力逐渐恢复，产后3周阴道皱褶重新出现，阴道逐渐缩小，但一般不能恢复到原有的程度。产后外阴轻度水肿，于产后2~3日逐渐消退。处女膜因分娩裂伤而留下残缺不全的痕迹，称处女膜痕，是经产的重要标志。由于会阴部血液循环丰富，裂伤或切开伤口愈合较快，一般于3~5天可以拆线。

03 盆底组织有什么变化？

分娩过程中，由于胎头长时间压迫盆底组织，使盆底肌肉和筋膜过度伸展而弹性降低，并可伴有部分肌纤维断裂。如无肌肉损伤，产后1周内，水肿和淤血迅速消失，组织的张力逐渐恢复。如盆底肌肉和筋膜发生损伤、撕裂，而又未能及时修补，可造成盆底松弛。因此，接生时正确地保护会阴，产后对裂伤及时而正确地修补至关重要。

04 产后腹壁与皮肤有什么变化？

长期受到妊娠子宫膨胀的影响，使肌纤维增生，弹性纤维断裂以致分娩后腹壁变为松弛，腹壁紧张度一般在产后6周左右恢复。

产妇分娩后，由于雌激素和黄体酮的下降，黑色素细胞激素也随之下降，怀孕期间所表现的色素沉着现象如乳晕、乳头、脸部的褐斑、腹部的黑中线等都会逐渐地消失。皮肤除留下永久性白色的妊娠纹外，外观恢复正常。

05 产后乳房有什么变化？

分娩后2~3天乳房增大，变坚实，局部温度增高，开始分泌乳汁。

分娩后雌激素和孕激素水平骤降，生乳素增加，使乳腺开始分泌。凡触动乳头，婴儿啼哭声，一定的时间及其他与哺乳相结合的条件等，都能成为泌乳的条件刺激因素。

产妇的乳汁分泌量与乳腺的发育成正比，但也与产妇营养、健康和精神状况有关。

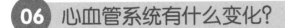

06 心血管系统有什么变化?

怀孕期间，血容量与心输出量均增加，分娩后便趋于缓解。产后3天内，由于子宫收缩，大量血液从子宫进入体循环，同时妊娠期间所增加的组织间液的回吸收，回心的血量明显增加，心脏负担加重，如心功能不良时易诱发心力衰竭。因此，凡有妊娠合并心脏病者，无论是顺产还是难产，均应特别注意产后3天的变化。

07 呼吸系统有什么变化?

产后腹部器官恢复正常位置与状态，因此，不会有呼吸困难的情形发生。如果有呼吸困难，一般需先排除有无肺水肿、心力衰竭等肺栓塞的可能性。

08 泌尿系统有什么变化?

经阴道分娩者，膀胱受到胎儿通过的压力以及尿道周围组织肿胀、淤血、血肿或会阴切口的影响，致使产妇对膀胱涨满的敏感度降低，同时会阴伤口疼痛，不习惯卧床排尿等原因。易产生排尿困难。另外，涨满的膀胱也影响子宫收缩，因此，经阴道分娩的产妇产后6小时内排尿极为重要。

09 消化系统有什么变化?

由于分娩时能量的消耗以及体液的大量丢失，产妇常会感觉到饥饿和口渴，如无麻醉等特殊原因，产后可立即进食，最好是清淡饮食。产妇产后腹部压力降低，肠蠕动减慢，容易出现便秘，宜多喝汤，多吃蔬菜，保持大便通畅。

10 循环系统有什么变化?

产褥早期(产后72小时内)，由于子宫—胎盘循环停止，以及子宫的缩复，使大量血液从子宫进入血循环，同时由于解除了妊娠子宫的压迫，下腔静脉回流增加，以及妊娠期潴留的液体亦进入血液循环中，使血容量增加15%～25%，血液进一步稀释，利尿作用增强。此期间心脏的负担加重，心排血量可增加35%，正常产妇可

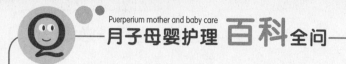

以耐受，但对有心脏病的患者，容易发生心力衰竭。循环血量在产后2~6周才逐渐恢复正常。

11 内分泌系统有什么变化?

胎儿及其附属物娩出后，产妇的内分泌系统由维持妊娠，转入维持对胎儿的哺乳，其主要的变化包括胎儿、胎盘产生的激素急剧减退，与维持妊娠有关的各种激素减少，与维持乳汁分泌和排出的几种激素增加。产后内分泌系统的变化与产妇是否哺乳有密切的关系。

12 免疫系统有什么变化?

妊娠期母体免疫系统发生了重大变化，孕妇体内产生大量免疫抑制物，以保护胎儿不受排斥。随着分娩的结束，上述这些变化迅速消失。产妇由维持妊娠的免疫状态，转为增强机体的抵抗力，并通过哺乳将免疫因子传给新生儿，以增加其抵抗力。但总的来说，产褥期仍是机体防御系统较为脆弱的时期。

13 排尿与排便有什么特点?

排尿 虽然在分娩过程中并未给予过多的静脉液体，但是正常妊娠会显著地增加细胞外液的水分，在产后2~5天尿量增加，多尿最常见。但由于在分娩过程中膀胱受压致使黏膜水肿、充血，肌张力降低，以及会阴伤口疼痛、不习惯卧床排尿等原因，有时会在产后1~2天内，发生尿潴留及排尿困难。在产程较长的情况下，尿酮体可呈阳性，这是过度消耗的结果，产后很快会得到纠正。

排便 排便时，由于腹压减小、会阴伤口疼痛、存在痔疮等原因，不能充分用力，容易发生便秘。另外，在产褥期最初的1~2周内，胃酸分泌减少，胃肠肌张力及蠕动力减弱，加上卧床时间较长，运动较少，腹肌及盆底肌肉松弛，也是产褥期容易发生便秘的原因。

14 月子里哪些现象是正常的?

疲劳 由于分娩劳累，产妇十分疲乏，在产后不久即睡眠。

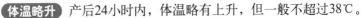

体温略升 产后24小时内，体温略有上升，但一般不超过38℃。

呼吸深而慢 每分钟仅14～16次，产后腹压降低，膈肌下降，由妊娠期的胸式呼吸变为胸腹式呼吸，使呼吸深慢。

多汗 产后几天内，体内大量多余的水分需排出，由于产妇皮肤排泄功能旺盛，排出大量汗液，尤其在夜间睡眠和初醒时更明显，不属病态，于产后1周内可自行好转。

产后宫缩痛 产后3天内因子宫收缩而引起下腹部阵发性疼痛，于产后1～2天出现，持续2～3天后自然消失，多见于经产妇。

恶露 产后阴道有排出物，一般在3周左右干净。

尿多、便秘 妊娠后期体内潴留的水分经肾脏排泄。产后几天，特别是24小时内尿多。由于活动少，进食少，肠蠕动弱，而且汗多，尿多，故常发生便秘。

15 产后为什么还会腹痛？

产后腹痛也是由于子宫收缩所致。子宫收缩时，引起血管缺血，组织缺氧，神经纤维受压，所以产妇感到腹痛。当子宫收缩停止时，血液流通，血管畅通，组织有血氧供给，神经纤维解除挤压，疼痛消失，这个过程一般在1～2天完成。

初产妇因子宫肌纤维较为紧密，子宫收缩不甚强烈，易复原，而且复原所需时间也较短，疼痛不明显。经产妇由于多次妊娠，子宫肌纤维经多次牵拉，较为松弛，复原较难，疼痛时间相对延长，且疼痛也较初产妇剧烈些。

以上所述，都是正常的生理现象，如果疼痛时间超过1周，并为连续性腹痛，或伴有恶露量多、色暗红、多血块、有秽臭气味，多属于盆腔有炎症，应请医生检查治疗。

16 有的产妇腋下为何有肿块？怎么办？

有相当多的产妇在分娩后2～3天，突然发现腋下有肿块，疼痛难受。既怀疑是淋巴结肿大，又怕是长了肿瘤，十分紧张，甚至到处求医治疗。肿块一般有鸡蛋大小，分娩之前是没有的，分娩后与乳房膨胀同时出现。

对这种现象不要怕，实际上这肿块是一种乳腺，不过不是正常的乳腺组织，而是先天发育不良的乳腺组织，称为副乳腺。由于平时没有乳汁分泌，没有任何感觉。产后乳腺活跃，乳汁大量分泌，有时还淤积成硬块，产生了胀痛感觉，这才引起注意，发现腋下有肿块。

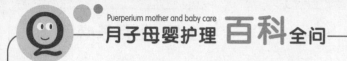

对这种肿块不需求医治疗，实在胀痛难受时，可服止痛片或局部用芒硝外敷，24小时疼痛就会消失，肿块也会逐渐消退。

17 产妇腹部的硬块是什么？为什么会出现硬块？

孩子出生以后，产妇腹部随即松弛。许多产妇抚摸自己腹部时会摸到一个大的硬块，有时会有疼痛感。对此有的产妇感到害怕，怕是有什么东西未排出来。其实这个硬块是子宫。

因为子宫在孕期变化很大，由孕前50克左右增到妊娠足月时1000克左右，宫腔也由原来只能容纳12~20毫升，增大到可以容纳3000克左右的胎儿、1000~1500克重的羊水和500克左右重的胎盘。胎儿和胎盘娩出后，子宫体积很快缩小到胎头样大小，而且子宫收缩越好，就会变得越硬。这样，在松软的腹壁外就能明显地摸到。因此，产妇也可以在产后最初几小时内，经常按摩子宫，刺激它收缩，以减少产后出血量，摸到的宫体越硬越好。

18 产后为什么会多汗？病理性出汗有什么征状？

不管什么季节，产妇总是比正常人汗多，有的大汗淋漓，如果稍微活动或进食，更是汗流满面，全身汗出，黏湿难受。这是为什么呢？

原因之一，产妇在妊娠期间，体内水分积蓄，仅是血液就比孕前增加了30%左右。一个正常人的血液量约占体重的1/10，为4000~5000毫升，而妊娠期孕妇则要增加1000毫升之多。分娩之后，这些体液在体内就会成为多余的东西，不排出甚至会增加心脏负担。

体内的水分排泄通过三个主要途径： 是通过肾脏由尿液排出；二是通过肺的呼吸排出；三是通过汗腺由皮肤表面的毛孔蒸发。在产后皮肤排泄功能旺盛，产后出现汗多，医学上称"褥汗"。

原因之二，产妇甲状腺功能亢进，尚未恢复，脂类、糖、蛋白质代谢旺盛，故多出汗。

原因之三，产后进食较多的高能量食物，喝的汤水又多，总之，产后出汗是一种生理调节现象，不必担忧。

但是，产妇也必须注意有一种病理性出汗，表现为汗出湿衣，持续不断，常兼气短懒言，倦怠嗜睡，或见睡中多汗醒来即止、五心烦热、口干咽燥、头晕耳鸣等症状，这种情况要请医生诊治。

19 何谓产后恶露？恶露分几种情况？

胎儿娩出后，在一定时间内产妇阴道仍有血样分泌物流出，这就是医学上所说的恶露。正常的恶露有血腥气味，但不臭。它包括从宫腔排出的血液、坏死的蜕膜组织、黏液及产道的细菌。在产后的不同时间里，恶露的内容物各不相同，我们可以通过不同时期恶露的内容物来观察是否有异常现象。一般正常的产妇，恶露有下列三种不同的情况：

血性恶露 又名红色恶露。这是产后第1～4天排出的分泌物，呈鲜红色，含有较多的血液，量也比较多，一般可与平时月经相似，或稍多于月经量，有时还带有血块。

浆性恶露 呈淡红色，其中含有少量血液、黏液和较多的阴道分泌物，还有细菌生长。在产后4～6天排出。

白色恶露 是在产后1周以后排出的呈白色或淡黄色的恶露。其中含有白细胞、蜕膜细胞、表皮细胞和细菌等成分，形状如白带，但是较平时的白带多些。

20 恶露排出量多大？会持续多久？

虽然每个产妇都有恶露，但每人排出的量是不同的，平均总量为500～1000毫升。各产妇持续排恶露的时间也不同，正常的产妇一般需要2～4周，少数产妇可以持续1～2个月。

孩子吃奶时，吸吮乳头，可引起反射性子宫收缩，有利于子宫腔内的恶露排出。

21 产后头痛头重是怎么回事？

产后贫血、血压高、过度疲劳及因剖宫产使用过麻醉药物的人，有时会感到头痛或头重。当遇到这种情况时，应该充分休息，保证充足的睡眠，并且给以对症处理，症状会得到缓解，并逐渐消失。如果症状严重或持续时间长，应该请医生诊断治疗。

上篇 四、坐好月子健康一生

01 什么是坐月子？时间是一个月吗？

"坐月子"在我国是一项久远的传统，民间俗称坐月子，医学上称为产褥期，指胎儿、胎盘娩出后到产妇肌体和生殖器官恢复至孕前状态的一段时期。一般需要6~8周，国内外对这段时间长短的界定不太相同，我国一般认为是产后6周，也就是胎儿娩出后42天之内，而不是一个月时间。

02 为什么要坐月子？目的是什么？可以改变体质吗？

从现代医学观点来看坐月子仍有其重要性。产妇由于分娩时出血多，加上出汗、腰酸、腹痛，非常耗损体力，气血、筋骨都很虚弱，这时候很容易受到风寒的侵袭，需要一段时间的调补，因此产后必须坐月子才能恢复健康。

坐月子的目的是，在月子期间作适度的运动与休养、恰当的食补与食疗，能使子宫恢复生产前的状态，气血经过调理也都能恢复，同时能以均衡的营养来补充生产时的消耗及满足喂食母乳之所需。

坐好月子身体甚至能恢复得比以前更好，也就是通过这段时间调理，可以将不好的体质慢慢改变过来。

03 坐月子有哪些基本原则？

慎寒温 室内温度为25℃~26℃，湿度为50%~60%，穿着长袖、长裤、袜子，避免着凉、感冒及关节受到风、寒、湿的入侵。

适劳逸 产后初始，产妇觉得虚弱、头晕、乏力时，必须多卧床休息，起床的时间不要超过半小时，等体力逐渐恢复就可以将时间稍稍延长些，还是以1～2小时为限，以避免长时间站立或坐姿，导致腰酸、背痛、腿酸及膝踝关节的疼痛。

勤清洁 头发、身体要经常保持清洁，避免感染细菌而发炎。

调饮食 坐月子的饮食还是以温补为主，最好请医师根据个人体质进行调配比较妥善。

04 顺产后24小时应注意哪些事项?

从产房出来那一刻起，产妇就开始"坐月子"了，这个月子过得好不好，直接关系到产妇以后的身体健康。如果留下什么后遗症，就会很麻烦。所以，新妈妈及其家属提前了解产后保养和护理方法显得尤为重要。产后第一天很关键，我们就从第一天讲起。

1 吃好产后第一餐有什么重要意义?

新妈妈分娩后体内激素水平大大下降，身体过度耗气失血，阴血骤虚，在这种情形下，很容易受到疾病侵袭。因此依照个人体质，产后第一餐的饮食调养非常重要。

产后第一餐应选择易消化、营养丰富的流质食物。糖水煮荷包蛋、蛋花汤、藕粉等都是最佳的选择。等到第二天的时候，产妇经过了休息，精力慢慢恢复，但是还是需要饮食的帮助才能让身体恢复得更好。产后第二天就可以吃一些细软的食物，普通的饭菜也可以吃了。

2 产后为什么要认真观察出血量?

产后出血是产妇第一天最需要注意的问题，因此，不管有多疲乏、虚弱，观察自己的出血量可是新妈妈最重要的功课。

目前，在我国导致产妇死亡的第一原因仍是产后出血。产妇在分娩后2小时内最容易发生产后出血，产后2小时出血400毫升，24小时内出血500毫升都可诊断为产后出血。产妇出血过多可导致休克、弥散性血管内凝血，甚至死亡。所以分娩后仍需在产房内观察。此时要注意子宫收缩乏力也会引起产后出血。

因此，产妇在上厕所时应注意把卫生护垫等收集起来，不要丢弃，如出血量较多，或阴道排出组织都应及时告知医生。

3 产后为什么要定时量体温？

产后发烧是大事，不要以为只是头痛脑热而等闲视之。新妈妈在产后一定要养成定时量体温的好习惯，如果发现体温超过38℃就要当心。

产妇在刚生过孩子的24小时内，由于过度疲劳，可能会发烧到38℃，但这以后，体温都应该恢复正常。如有发烧，必须查清原因，适当处置。个别新妈妈乳胀可能发烧，但随奶汁排出，体温将会下降。如果奶汁排出后仍不退烧，就可能是别的原因。

因此，新妈妈要注意观察自己的体温，多喝水，注意摄入营养，如果高烧连续不退就得赶紧找医生了。

4 产后第一天为什么不应一直躺着？

很多新妈妈在产后第一天基本上是躺着度过的，其实这样并不好。

顺产产妇产后6~8小时，可尝试着坐起来，不宜一直躺在床上。躺在床上不仅不利于体力恢复，还容易降低排尿敏感度。这样有可能阻碍尿液的排出，引起尿潴留，并有可能导致血栓的形成。因此，如果分娩顺利，产后可根据自己体力恢复的情况，进行适当的活动。

产后24小时，就可以随意活动了，但要避免久站、久蹲或做重活，以防子宫脱垂。

5 产后为什么要争取时间多休息？

分娩过程耗尽了产妇的体力，第一天最重要的是休息，以确保体力的恢复。现在很多都是母婴同室，宝宝与新妈妈在一起，大约每隔3~4小时就要哺乳了，又要给孩子换尿布，孩子一哭闹，新妈妈就更没时间睡觉了，所以新妈妈应争取时间休息。

6 产后为什么要尽快排大小便？

顺产产妇应多喝水，尽快排第一次小便。因为在生产过程中，胎头下降会压迫膀胱、尿道，而引起膀胱及尿道组织充血、水肿、肌张力下降，为帮助膀胱功能的恢复，应早排尿。如憋尿时间太长，膀胱过度充盈会影响子宫收缩，导致产后出血。

7 初乳为什么不可浪费？

一般来说，新妈妈产后第一天有少量粘稠、略带黄色的乳汁，这就是初乳。初乳含有大量的抗体，可以保护新生儿免受细菌的侵害，所以应尽可能地给新生儿喂初乳，减少新生儿疾病的发生。这是所有奶粉无法替代的。

哺乳行为可刺激下丘脑，下丘脑发出信号使体内催乳素分泌增加，从而增加乳汁的分泌，所以必须要尽早哺乳，形成神经反射，增加乳汁的分泌。新妈妈也可以多吃一些增加乳汁分泌的食物，如花生煲猪蹄、鲫鱼汤等。

8 产妇多汗应注意什么？

产后出汗量多，睡眠和初醒时更多，有时甚至浸湿内衣，可在数日内自行好转，这主要是因为产后皮肤排泄功能旺盛，体内多余的水分自皮肤排出所致，这属于正常的生理现象，并非体虚表现。产妇应勤换内衣和床单，居室要通风，如果不让新鲜空气进入室内，产妇在空气污浊的室内会增加呼吸道感染的机会。

05 剖宫产后24小时应注意哪些事项？

1 为什么术后应少用止痛药物？

剖宫产术后麻醉药的作用逐渐消失，腹部伤口的痛觉开始恢复，一般在术后数小时，伤口开始剧烈疼痛。为了能够很好休息，使身体尽快复原，可请医生在手术当天或当夜给用一些止痛药物。在此之后，对疼痛多做一些忍耐，最好不要再使用药物止痛，以免影响肠蠕动功能的恢复。一般来讲，伤口的疼痛在3天后便会明显好转。

2 为什么术后应该多翻身？

孕期胃肠肌张力及蠕动力均减弱，这需在产后2周的时间才能恢复。还有在产时应用硬膜外镇痛或剖宫产分娩的产妇，在产后由于麻醉药物可抑制肠蠕动，引起不同程度的肠胀气，进而发生腹胀。因此，产后宜多做翻身动作，促进麻痹的肠肌蠕动功能及早恢复，使肠道内的气体尽快排出。同时还能减少术后盆腹腔内脏器的粘连。

3 术后为什么要注意排尿?

为了手术方便,通常在剖宫产术前要放置导尿管。术后24~48小时,随着麻醉药物影响的消失,膀胱肌肉又恢复排尿功能,这时可以拔掉导尿管,只要一有尿意,就要努力自行排尿,降低因导尿管保留时间过长而引起尿路细菌感染的危险性。

4 为什么要尽早下床活动?

只要体力允许,产后应该尽量早下床活动,并逐渐增加活动量。这样,不仅可增加肠蠕动的功能,促进子宫复位,而且还可避免发生肠粘连、血栓性静脉炎。

5 为什么不能进食胀气食物?

剖宫产术后约24小时,胃肠功能才可恢复,待胃肠功能恢复后,给予流食1天,如蛋汤、米汤,忌食牛奶、豆浆、大量蔗糖等胀气食物。肠道气体排通后,改用半流质食物1~2天,如稀粥、汤面、馄饨等,然后再转为普通饮食。

06 产后需要住院多长时间?

若为顺产,且婴儿和产妇都没有异常情况,通常产后住院3天就可以出院。顺产后不提倡立即出院,因为分娩后子宫胎盘循环结束,大量血液和组织液进入产妇的血循环中,使得产后72小时内,产妇血循环量增加15%~25%,尤其是最初的24小时。产后72小时内心脏负担明显加重,应留院观察,有心脏病者需预防心衰的发生。

如果产妇进行会阴切开分娩,一般要等到产后3~5天会阴切口拆线,切口愈合良好后方可出院。

剖宫产的要等到产后5~7天腹部切口拆线(有的不需拆线)后出院。

如果产妇在妊娠期或分娩期有合并症或并发症,则要根据具体病情决定住院时间。

07 顺产后住院3天应如何护理?

1 顺产后第一天如何护理?

❶产后6小时内每小时观察一次宫缩、恶露、阴道流血情况,伤口有无出血、

血肿以及产妇有什么不适感；24小时时应记录一下出血量，如有出血量多或其他不适，应及时向医生及护士说明。以后每天还需注意阴道出血情况。此外，产妇还要注意体温、脉搏及呼吸，术后每天三次连测三天。

❷产后6～8小时应自解小便。产妇在顺产后要特别注意保持会阴清洁，每日二次用0.25%碘伏或其他消毒液进行会阴擦洗，大便后用清水清洗（注意：会阴清洁要放在最后进行，所用物品要单独处理，护理人员的手必须用消毒液消毒后，再接触其他产妇，或使用一次性手套）。

❸产妇要注意产后休息，尽可能不看书及电视。

❹为预防交叉感染，新生儿沐浴所用的所有物品，需单独使用，每日需仔细观察全身皮肤情况。

❺所有的衣服、包被等均需经消毒后方可再使用。

❻因新生儿在出生后2～7天可发生生理性黄疸，这属于生理现象，医生会随时观察宝宝的皮肤变化。

2 顺产后第二天如何护理？

❶医生会检查乳房情况，如乳房的充盈度，乳汁的分泌情况等。如需回奶，医生会给你回奶药，并告知用法。

❷因产后褥汗多、体虚，要避免受凉，勤换衣服。

❸医生还会指导康复运动及缩肛运动。检查宫底、统计24小时的出血量。

❹保持会阴清洁，如外阴有水肿或瘀血，医生会给你50%硫酸镁溶液外阴湿敷，也可用频谱或红外线照射会阴，但应注意避免会阴烫伤。

3 顺产后第三天如何护理？

❶此时乳汁分泌量增加，同时乳房由于充血明显，乳房会有胀痛感，或出现体温增加，此时医生会教你如何吸奶及挤奶手法。但要使乳汁分泌通畅，最重要的是让婴儿多吸吮。

❷医生会为产妇解答新生儿相关的问题：新生儿喂养、护理等。

产妇仍要注意休息，如乳汁不足可喝些鸡汤或适量的鲫鱼汤，如乳房胀痛千万不要急于喝大量的汤水。

08 出院后4周应如何安排生活?

1 第1周如何安排生活?

刚从医院回来，产妇仍然很疲劳，不必勉强自己做什么，产后两周左右仍以在床上安静休息为主，要保持规律的生活起居，仍需要按医院里一天的生活安排来计划自己和婴儿进餐、哺乳、加餐、午睡等。

这一周产妇已经可以适当活动身体，可以开始做做产褥体操，也可以适当照料婴儿，但应尽量请丈夫和亲人帮助。除此之外，还可以到月子中心坐月子，请专门月子护士或月嫂帮助照顾产妇和婴儿。产妇这周可以淋浴。

出院的第一周，是产妇最易烦恼的一周，如果自己在家坐月子，自己和婴儿的许多事情都要由产妇自己处理，又无经验，加之易疲劳，体力有限，一天24小时都处在忙乱中；另一方面，婴儿刚刚回到家中，与医院的环境有所不同，母亲的心情也会传给婴儿，婴儿也常常哭闹，这就加重了产妇的烦恼，建议丈夫应在妻子出院的第1~2周休产假，以照顾妻子，稳定妻子的情绪，为妻子减轻负担，使妻子心情愉快。

到家以后，要保证产妇和婴儿生活在空气清新、整洁卫生的房间里，这有利于产妇保持良好的心情和婴儿的健康。

2 第2周如何安排生活?

此时产妇虽然还需躺着休息，但起来活动的时间比上一周多了，可以开始进行部分轻微的家务劳动。由于夜间多次喂奶与更换尿布，经常有嗜睡现象。产后容易造成睡眠不足，一旦感到疲劳时必须立即躺下休息。

乳腺扩张期过了以后，乳房的大小约为怀孕前的2倍，但是由于非常柔软，很容易下垂，白天宜使用产后喂奶型胸罩。

恶露这时即将结束，可以更换使用较小的护垫。不要提重物。

3 第3周如何安排生活?

不论是母亲还是婴儿都要逐步走向"正轨"，产妇体力渐渐恢复，恶露趋于干净，婴儿吃睡逐渐有规律了。产妇做家务以及日常生活也都正规化了。当然不必十分勉强，每位产妇体力恢复也各不相同。本周开始乳母和婴儿就可以适当外出了，但最好避免长时间的步行与手提重物。

4 第4周及以后如何安排生活？

第4周则是比较随意了。而产后6~8周，产妇基本上康复，婴儿也长大些了。按我国规定42天（6周）应该去医院做好产后检查。还有，这时应注意减肥，不要错过了减肥的最佳时机。

09 剖宫产后的伤口需要多长时间痊愈？

剖宫产分娩后，身体抵抗力较弱或腹部脂肪较厚的产妇有可能引起伤口愈合不良。另外，有些人因体质关系，瘢痕会越长越大，不但影响外观，还会有瘙痒的困扰，处理上十分棘手，如果有这种体质，手术后不久应该使用硅胶片，或小剂量放射线照射，以减少蟹足肿瘢痕疙瘩的发生。剖宫产后的伤口在手术后5~7日即可拆线或去除皮肤夹。也有的医院进行可吸收线皮内缝合，不需拆线，但是，完全恢复需要4~6周。

10 剖宫产后为什么卧床宜取半卧位？

剖宫产术后的产妇身体恢复与自然分娩者相比要慢得多，在术后第2天才可起床活动。因此，剖宫产者易发生恶露不易排出的情况，但若采取半卧位，配合多翻身，就可促使恶露排出，避免恶露淤积在子宫腔内，引起感染而影响子宫复位，半卧位也利于子宫切口的愈合。另外，剖宫产术后的产妇最好不要睡太软的床垫。

11 剖宫产后为何要尽早顺畅排尿？

产妇在拔除尿管后，要多喝水，稍有尿意就要试着去解小便。产妇第一次排尿可能会稍有不适，但一定要想办法克服。此阶段产妇要多喝水，多解小便，不适的感觉慢慢就会消失，另外，还要注意保持排尿顺畅，如果尿液不能排出或一点点挤着尿就是膀胱功能没恢复好，此时不要紧张，在排尿时听听水声，用手压迫下腹部，或改变排尿体位，有些产妇就可以顺利排尿了。如经以上方法仍排不出小便或小便不畅，就需要重新插尿管，膀胱的功能经过锻炼之后，就可以顺利排尿了。

12 坐月子能"捂"吗？为什么？

我国民间"捂月子"的风俗由来已久。"捂月子"是指产妇在坐月子时，把房间封得很严实，甚至有的还在窗缝糊封条，门上加布帘子，产妇的头用围巾裹得严严实实，全身也用厚衣服或被子捂起来，认为这样才能保护好产妇和新生儿，其实这样做对产妇和婴儿都是极其不利的。

首先，屋子封得很严，空气不流通，室内空气污浊，这对产妇和婴儿都很不利。产妇分娩后身体虚弱，需要新鲜的空气，以利于恢复健康。新生儿出生后，生长发育很快，不仅需要充分的营养，也需要良好的环境，应当在空气新鲜、通风良好、清洁卫生的环境中生活。否则，容易患感冒、肺炎等疾病，有碍健康成长。

其次，室内通风不好必然造成室内潮湿，滋生细菌，侵害人体。产妇和婴儿都处于身体虚弱时期，抵抗力差，经不起细菌的侵蚀，极易得病。

更重要的是，无论产妇还是婴儿，都需要阳光的照射。阳光有利身体的恢复和婴儿的发育。整日不见阳光，对产妇和婴儿极为不利。

此外，室内封得过严，若以后到室外活动时，就形成环境反差过大，必然不适。这种不适就会出现病症，影响身体健康。同样的道理，产妇裹头穿得厚厚的，一旦突然去掉这层保护层，必然不适应，随之也可能招来疾病。尤其是炎热的夏天这样捂月子不仅会中暑，而且各种细菌和病毒的生长繁殖更快，极易生病。

产妇产后体质较虚，活动量小，比常人适当注意保暖即可。

13 产后为何不能马上熟睡？何时可以熟睡？

分娩结束后，不能立即上床睡卧，应先稍坐片刻，闭目养神，再上床背靠被褥，竖足屈膝，呈半坐卧状态。闭目养神，目的在于消除分娩时的紧张情绪，安定神志，解除疲劳。半坐卧，目的在于使气血下行，气机下达，有利于排出恶露，使膈肌下降，子宫及脏器恢复到原来位置。

在半坐卧的同时，还须反复用手轻轻揉按腹部，这可使恶露、淤血不停滞在腹中，还可避免产后腹痛、产后子宫出血，有利于子宫复原。

揉按方法是以两手掌从心窝下擦至脐部，在脐部停留作旋转式揉按片刻，再下擀至小腹，又作旋转式揉按，揉按时间应比下擀时间长。如此反复下擀，揉按10余次，每日2～3遍。

闭目休息数小时后就可以熟睡。

14 月子里要完全卧床休息吗？早活动有什么好处？

有人认为，坐月子就得在床上卧坐1个月，以休息来消除孕期和分娩时的劳累，其实这完全没有必要。生命在于运动，人的健康也来自运动。而1个月的卧床休息，有可能导致产妇起床后走路困难。

一般产后第1天，产妇疲劳，应当在24小时内充分睡眠或休息，使精神和体力得以恢复，为此，周围环境应保持安静，家人从各方面给予护理和照顾。正常产妇，如果没有手术助产、出血过多、阴道撕裂、恶露不尽、身痛、腹痛等特殊情况，24小时以后即可起床作轻微活动，这有利于加速血液循环、组织代谢和体力的恢复，也可增加食欲，并促进肠道蠕动，使大、小便通畅。

早期适量活动，还可促使消化功能增强，以利恶露排出，避免褥疮、皮肤汗斑、便秘等产后疾病的发生，并能防止子宫后倾等。单纯卧床休息对产妇来讲是有害无益的，只要运动不过量，就不会出现不良作用。

15 产妇在月子里可以户外活动吗？

分娩顺利的产妇为了促使身体早日复原，于产后8～12小时，就可以自己到厕所大小便，并在室内行走、活动，但应以不疲劳为度。1周后如果天气晴朗，可到户外活动。在户外呼吸新鲜空气，晒晒太阳，会使精神愉快，心情舒畅。天气不好如刮风或下雨，就不要出去了。应该注意的是不要着凉或过度疲劳，要量力而行，开始每天出屋1～2次，每次10～15分钟，最多不超过半小时，可以根据身体的情况以后逐渐增加。

16 产后为什么不宜久蹲？

产后尤其是坐月子期间，对于子宫的保护非常重要，否则，会给年轻的妈妈带来长久的痛苦，很难治愈。产后需要避免久蹲，分娩后，因为产妇盆底肌肉的恢复

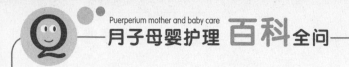
大约需要3个月的时间，因此，在这3个月内，产妇做事情时最好选择坐位或站位，应尽量避免久蹲，以防子宫脱垂。

17 产后为什么不宜久抱孩子？

很多妈妈生孩子后，就喜欢天天抱着孩子，但抱孩子时间长了，左右手手腕就会疼得厉害，一点力气都使不出，而且手腕摸起来好像里面有小疙瘩。这种情况最大的可能性是腱鞘炎或腱鞘囊肿，一般是反复疲劳状态导致的劳损。

所以，产妇产后要注意休息，不要总抱着孩子，以免腱鞘炎的发生。如果出现腱鞘炎，可以做些理疗或热敷，吃些止痛药，涂抹止痛药膏或者贴膏药，但一定要选择哺乳期女性可以使用的药物。如果还感觉疼痛，建议到正规医院的骨科就诊。

18 产后眼花是怎么回事？

产妇由于产后体内激素的变化，会出现眼花的症状，看电视、读报纸都受影响。这只是暂时的视力下降，不用担心，只需要常常闭眼休息，避免长时间关注某一物体，减少看电视、读报纸的时间，过一段时间，眼花状况就会得到改善。

有的产妇还会出现眼前冒金星的现象，或是感到眼前有小黑点儿移动，视力模糊，这时千万不要放松警惕，应速去眼科检查。因为这种现象常常是产妇高血压的表现。

在通常情况下产妇血压超过130/90毫米汞柱时，眼底视网膜就可出现病理变化，从而引起视力障碍。产妇一旦患上高血压，严重的可能出现失明或昏迷。产妇一旦发现自己视觉异常，应及时到医院检查并应按医嘱卧床休息；忌盐和盐类调味品；按照医嘱服用降压药物。

19 产后可以看书看报吗？需注意什么？

生过孩子的妇女都知道月子里是很无聊的，传统的清规戒律使产妇这也不许那也不行，只能守着自己的宝宝度过漫长的1个月，这是没有必要的。分娩后，根据产妇恢复的情况，可听听音乐。1周后，若精神体力恢复较好，可以短时间地看书看报，掌握在半小时左右，不要使眼睛疲劳。看电视应注意保持距离，要在电视屏幕对角线的5倍以外，时间不要超过1小时，防止眼睛疲劳。

20 产后什么时候可以戴隐形眼镜？

怀孕期间，由于激素的变化，会让孕妈妈眼睛的分泌物变少，眼球变干，不适合戴隐形眼镜。产后虽然激素有所恢复，但是这个过程不可能一天两天就能完成，一般需要至少3个月的时间才能恢复正常。所以产妇需要等到3个月以后才能戴隐形眼镜。

21 月子期间可以刷牙、漱口吗？

传统说法认为产妇坐月子期间，不能刷牙、漱口，认为刷牙会引起牙痛病，并会造成牙齿松动、脱落，其实这种说法毫无科学根据。如果月子里不坚持刷牙、漱口，反而会给母婴健康带来危害。

22 月子期间为什么要坚持刷牙、漱口？

在健康人的口腔内，寄生细菌的种类和数量是很惊人的，常见的细菌有乳酸杆菌、链球菌、白色念珠菌及许多病毒。产妇的机体抵抗力较正常人低下，需经过一段时间方可复原，这种状态使得口腔及机体内其他部位的细菌或病毒得以生长繁殖，易导致感染。

产妇由于分娩后需要补充营养，因而甜食比平时吃得多，面食、糖类的摄入量也较平时增加，食物及残渣在牙缝和口腔内残留的机会较多，更会促进细菌或病毒的生长繁殖，这样牙齿就可能被腐蚀、蛀坏，造成牙龈炎、牙周炎、龋齿等口腔疾病。另外，口腔内的细菌或病毒还可通过血液进行传播，引起急性乳腺炎、子宫内膜炎，甚至盆腔炎等。产妇大多有亲吻婴儿的习惯，这样很容易将口腔中的细菌或病毒通过接触传播到婴儿口中，引起婴儿口腔感染或全身疾病。所以，产妇应该从产后的第一天就开始刷牙、漱口。

23 怎样选择适合的牙刷、牙膏？

产妇刷牙最好选用3排毛牙刷，这种牙刷头小、刷毛质地柔软，轻便灵活，使用时不会伤害牙龈。牙膏要选择刺激性小的普通牙膏，如无口腔疾病，一般不宜用药物牙膏，为避免冷水刺激，产妇宜用温水刷牙、漱口。

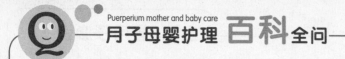
24 如何正确刷牙？什么叫指刷？

刷牙时动作要轻柔，宜采用"竖刷法"。每次进食后都要漱口，以保持口腔卫生，减少母子之间的感染。

中医主张产后3天内宜用指刷，方法是：将右手食指洗净，或用干净纱布裹缠食指，再将牙膏挤于指上，犹如使用牙刷样来回上下揩拭，然后用食指按摩牙龈数遍。指刷有活血通络、牢固牙齿的作用，长期使用指刷，能治疗牙龈炎、牙龈出血、牙齿松动等。产妇素有牙疾者，应当多以指刷刷牙为佳。

25 坐月子能洗头吗？

很多老人都说月子里不能洗头，容易落下月子病，这种说法是没有科学依据的。但是月子里产妇最好不要碰冷水，以防受凉或产生酸痛的现象，所以洗头一定要用温热的水。另外，产妇最好不要吹风，产后全身的毛细孔，包括头皮的毛细孔都是张开的，此时只要一吹风，不论是热风还是冷风，毛细孔都会立刻收缩，很容易造成产后筋骨酸痛、头痛，甚至引发感冒。

26 产后洗澡有何好处？

产后洗澡与不洗澡的产妇相比，产后洗澡者皮肤清洁，会阴部或其他部位的感染率降低。洗澡还有活血行气的功效，可以解除因分娩造成的疲劳。洗澡后产妇普遍感到精神舒畅。淋浴后，84%的产妇气色好转，睡眠加深，排便正常，较快恢复体力。

27 月子里怎样洗澡？

产后应当常洗澡，但产妇气血虚弱，抵抗力差，易受邪气侵袭，所以产后洗澡应特别注意温度得当，严防风、寒、暑、热乘虚侵入，做到"冬防寒，夏防暑，春秋防风"。冬天淋浴，必须密室避风，遮围四壁，浴室宜暖，浴水以48℃～50℃为宜，但洗澡时不宜大汗淋漓，汗出太多会伤阴耗气，易导致头晕、胸闷、恶心欲吐等。夏天浴室要空气流通，沐浴的水温宜保持在约37℃，不可用冷水，图一时之欢而后患无穷。若产后用冷水洗澡，将来易患月经不调、身痛等病。

淋浴后若头发未干，不可辫结，不可立即睡觉，否则湿邪侵袭会导致头痛等；饥饿时、饮食后不宜洗澡。洗澡后应吃点东西，以补充耗损的气血。洗浴必须淋浴，不宜坐浴。

28 产后洗澡有哪些注意事项?

正常分娩24小时后，如果身体恢复得好，即可擦洗。产后1周内可以淋浴，不能盆浴，以免洗澡用过的脏水灌入生殖道而引起感染。

洗澡时水温要保持在37℃左右，室温在25℃，洗澡时间5～10分钟为宜。

剖宫产和会阴切开后的产妇，在伤口还没愈合前，不能淋浴，擦浴时也要防止脏水污染伤口。浴后要立即擦干身体，穿好衣服，防止受凉。

洗浴次数可按季节安排，一般是每周2～3次。

29 产后应如何做好乳房保健?

一般妇女产后2～3天会感到乳房发胀，并可挤出少量乳汁，这是正常的生理变化。为了减少乳母的乳房胀痛、尽快下奶以及正常哺乳，应做好乳房保健。哺乳和乳房保健经常会遇到如下问题：

1 产后3~4天内为何不能喝过多肉汤?

在产后3～4天内，不要喝过多的肉汤，以免乳房过于胀痛不适。

2 怎样进行乳房按摩?

如果发现乳房胀痛，而且不断加重，可能是由于刚刚开始下奶，乳腺管不通畅所致。为疏通乳腺管可以采用手法按摩。按摩的方法是：由乳房的四周，向乳头的方向轻轻按摩，一天数次，并可让婴儿吸吮乳头或用吸乳器将乳汁吸出，使乳腺管通畅。乳汁排出后，即可避免乳汁淤积，乳房胀痛也会明显减轻。

3 哺乳前怎样做好清洁卫生?

产妇在产后即可给婴儿喂初乳，1周左右，乳房由发胀分泌少量初乳进而转为成熟乳。在婴儿尚未吸吮乳头之前，母亲要先用棉签蘸植物油浸湿乳头，清除污垢，然后用热水和软毛巾把乳房清洗干净。以后每次喂乳之前都要将乳头、乳晕用温开水洗净、擦干。母亲必须洗手后才能给孩子喂奶。喂奶后也应再清洗乳头，以防干燥的乳汁粘在乳头上。平时也应保持乳头干燥，以免出现破裂。这些卫生措施都有利于乳房保健。

4 哺乳期戴上合适的乳罩有什么好处？

哺乳期妇女应戴上大小合适的乳罩，以支持胀大的乳房，这对乳房保健、便于工作和保持妇女的体形美均是必要的。此时最好用合适的乳罩悬托乳房，以利于血液循环，使疼痛减轻。

5 什么样的睡姿可以避免奶胀？

产妇在哺乳期会感到乳房奶胀，睡眠时可以注意以下两点：①不要俯卧睡眠，以免压迫乳房；②不要总是朝一个方向侧卧，左右侧卧轮流进行，避免一侧乳房受压过久。

6 怎样预防乳腺炎？

急性乳腺炎是产后常见的乳房疾病之一，防止乳腺炎的发生是哺乳期乳房保健的首要内容。乳汁淤积是发病的重要原因，乳头破损致使细菌沿淋巴管入侵是感染的主要途径。注意哺乳期卫生，防止乳汁淤积和乳头破裂，可避免乳腺炎的发生。

7 如何保持乳房卫生？

要经常保持乳头清洁，勤换内衣。喂奶要左右交替轮换，防止吃偏造成双侧乳房不对称。每次喂奶时间要掌握在10～15分钟，吸不完的乳汁要挤干净，或用吸乳器吸净，防止乳汁淤积。喂完奶后，还要用手顺乳腺管的方向按摩乳房。哺乳结束后，可挤少量乳汁均匀地涂在乳头上，以保护乳头表皮。

8 怎样预防乳头破裂？

初产妇乳头娇嫩，角化层薄，容易被小儿"咬破"；乳头凹陷或扁平，小儿吸吮力强或每次哺乳时间过长、小儿含乳头而睡，乳头皮肤被睡液所泡，更容易破裂、糜烂，细菌易从破裂的乳头侵入而导致乳腺炎。因此，有乳头破裂者不要再喂奶，应把乳汁挤出或连接橡皮乳头喂奶，使破裂的乳头易于愈合。

30 什么时候才能过性生活呢？为什么？

顺产产妇最好在产后56天内不要过性生活，剖宫产产妇在3个月内最好不要过性生活，以免发生损伤和引起疾病。

为什么呢？正常分娩，子宫体要在产后42天左右才能恢复正常大小。妊娠及分娩时，子宫内膜（子宫内壁表面的一层血管极为丰富的薄膜组织）及胎盘会出现剥脱，排出体外。这样会使子宫壁出现一定的创面，其创面要在产后56天左右才能完全愈合。阴道黏膜要待卵巢功能恢复正常后，即月经来潮以后，才能完全恢复正常。外阴水肿、充血，也要在产后10余天恢复正常。可见，最先恢复的是外阴，也需10余天，其次恢复的是子宫大小，再次是子宫内膜，最后是阴道黏膜，都需要在1个月以上，最多需56天。所以，凡正常分娩后56天内，不能过性生活，最好在月经恢复后再过性生活，才是最理智和最安全的做法。

对于用手术助产的产妇，如剖宫产、产钳术，会阴、宫颈缝合，或产褥期中有感染、发热、出血等情况，其子宫、阴道、外阴等器官组织恢复会更加缓慢，房事时间则应相对推后。剖宫产最好在分娩后3个月以上才能过性生活，产钳及有宫颈阴道及会阴伤口缝合术者，应在伤口愈合、瘢痕形成后，约产后70天再过性生活。若有发热、宫内感染，均须等待病愈后，身体恢复健康，元气充足时才能过性生活。

31 产后什么时候恢复月经和排卵？

产后卵巢排卵功能恢复的时间因人而异。如果产后不哺乳，月经常在产后28～42天来潮，有的3个月左右恢复月经。第一次月经大多数比平时量多，多无排卵，不哺乳的少数人，也偶有排卵。绝大多数妇女产后2～3个月经周期后，卵巢功能完全恢复正常，月经量也恢复正常，且有排卵。

32 哺乳期需不需要避孕？为什么？

哺乳期虽然可使月经恢复时间延后，但仍在月经来潮之前就有排卵的可能，所以哺乳期存在怀孕的可能。如果在此时不注意避孕，当卵巢功能刚恢复排卵功能，第一次排卵时，排出的卵细胞很快遇到精子，变成受精卵。在不知不觉中就怀孕

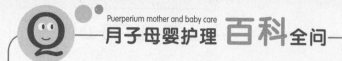

了，有时甚至在感觉到腹内胎儿胎动时，才发现自己已怀上了另一个孩子。这一切说明，所谓哺乳期是"安全期"的说法是错误的，哺乳妇女不论是否已经恢复月经都有受孕的可能，因此，哺乳期妇女在恢复性生活后，一定要避孕，以免造成不必要的麻烦。

33 产后宜采用哪些避孕方法?

产后避孕应根据不同情况采取不同的方法：顺产产后56天内禁止性生活，剖宫产产后在3个月内最好不要过性生活。产后3个月内宜采用避孕套、阴道隔膜、体外排精等方法避孕。哺乳期不要使用避孕药或打避孕针。人工喂养婴儿的产妇最好选择避孕药。正常产后3个月、剖宫产术后半年宜放置宫内节育环，俗称戴环。

34 产后何时开始脱发?

产后脱发，大都发生在分娩后4～20周，在3～4个月后尤其显著，可持续数月，通常在6～12个月内毛发自行恢复。为打消无谓的恐慌，有针对性地防止产后脱发的情况恶化，产妇首先应了解产后脱发的原因，再有针对性地防治。

35 怎样防治产后脱发?

防治脱发，首先要注意精神的调养，即产妇产后应保持心情舒畅，精神愉快，气血自然会旺盛，可以促使头发尽快生长；其次要做到合理摄取营养，防止偏食。产妇在多吃鸡、鱼、蛋的同时，还应多吃蔬菜、水果，如果有条件的话，还可以补充一些维生素和微量元素；肥胖者则应注意加强锻炼，多吃植物油，少吃动物脂肪，注意减肥；在起居上，产妇应做到睡眠充足，避免过度疲劳(包括过早、过频的性生活，过度用脑及参加过多的运动等)。

36 坐月子为何要坚持梳头? 有何好处?

我国传统习惯认为坐月子不可以梳头，说梳头会出现头痛、脱发，甚至留下"头痛根"，主张1个月内不梳头。

其实梳头与坐月子没有直接的关系。坐月子期间完全可以照常梳头。梳头不仅仅是美容的需要，它的作用可分为两个方面：一方面梳头去掉头发中的灰尘、污垢，可以使头发清洁，起到卫生的作用；二是通过木梳刺激头皮，振奋人的精神，使人心情舒畅，促进头部血液循环，以满足头发生长所需的营养物质，防止脱发、早白、发丝断裂、分叉等。因此，产后梳头是有益而无害的。

37 产后梳头应注意哪些事项?

产妇在梳头时，注意不要用新梳子，因为新梳子的刺比较坚，不小心会刺伤头皮。最好选用牛角梳，梳头应早晚进行，早上起床洗漱完毕后梳头，晚上入睡前梳头。如果产妇有脱发的症状，应在梳头的同时，用手指肚轻轻按摩头皮，方法是用十指揉搓头皮，从前额经头顶到枕部，也可用十指指尖像梳头一样梳理头皮。这样可以改善血液循环，增加毛囊的营养供应和促进新发生长。

38 产妇睡前为何应做点放松活动?

在睡前的半小时里，产妇不要忙着给宝宝准备这个，准备那个，要知道自己没有充足的睡眠就会影响身体健康，而没有健康又怎么能好好照顾宝宝呢？所以产妇睡前半小时里可做点轻松的事情，譬如看看书、听听音乐、给自己做做按摩、敷一片面膜，这都是身心放松的方法，而且有利于睡眠。

39 为何产妇应跟随宝宝的休息规律睡觉?

一般情况下，婴儿每天大概要睡15个小时，而成人只需要睡8个小时，但宝宝的睡眠规律和大人的睡眠规律相差较大，使产妇不能得到充分的休息。再加上产妇产后身体虚弱，夜间需要起来喂奶等因素，往往让产妇感到疲倦。所以，当宝宝睡觉的时候，产妇不要管是什么时间，如果感觉疲劳，都可以躺下来休息。不要小看这些短短的休息时间，它同样也能让产妇保持充足的精力。

40 为什么产妇睡软床会导致骨盆损伤?

妊娠期间，受体内松弛素的影响，生殖器官中各种韧带与关节处于松弛状态，有利于分娩。由于松弛素的作用，在产后连接骨盆的韧带及组织仍处于松弛状态、

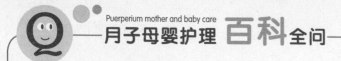

使骨盆的稳固性差。松弛的骨盆，加上软床松软、弹性好，压下去，重力移动又弹起，人睡上，左右活动都有一定阻力，不利于病人翻身坐起。如欲急速起床或翻身，产妇容易造成骨盆损伤。为此建议产后宜睡一段时间硬板床，等机体复原后再睡软床为好。

41 月子里产妇睡姿为何应轮换交替?

很多产妇错误地认为，产后平躺有利于身体恢复，其实不然，平躺的话，产妇那仍然超重的子宫会往后倒，而产后支持子宫位置的韧带尚未恢复正常的张力，难以将沉重的子宫牵拉至前位。随着时间的推移，子宫就取后位的姿态复旧，导致后位子宫。轻度的后位子宫一般无症状，严重者却会引起盆腔瘀血，导致小腹疼痛、腰酸背痛等。

因此，产妇在月子期间要特别注意睡姿，要避免长期仰卧位，应该侧卧、仰卧和俯卧多种姿势轮换交替。

42 产后应该怎样选择内衣?

❶产妇的内衣裤应选择透气性好的布料。

❷产后乳腺管呈开放状，为了避免堵塞乳腺管，影响宝宝健康，产妇在哺乳期应佩戴合适的窗式结构的棉制吸水胸罩，以起到支托乳房、方便哺乳的作用。胸罩应选择宽大的全棉透气性好的布料。

❸由于产后毛孔呈开放状，易出汗，衣服也要选择全棉透气好、吸水性强的布料，并应每天更换内衣裤。

❹为防止感染及皮肤瘙痒，应避免选用化纤类内衣。

43 怎样选择产后衣着?

❶注意衣服的质地，产妇的衣着以选择棉、麻、丝、羽绒等制品为宜，因这些纯天然材料柔软舒适、透气性好，吸湿，保暖。

❷衣着应宽大舒适。有些产妇怕产后发胖，体型改变，或者以瘦衣服来掩盖已经发胖的身型，便穿紧身衣服，进行束胸或穿牛仔裤。这样的装束都不利于血液

流畅，特别是乳房受压迫极易患奶疖（乳腺炎）。正确的做法应该是衣着略宽大，贴身衣服以棉布衣为好。

❸衣着要做到厚薄适中。产后因抵抗力有所下降，衣着应根据季节变化注意增减。天热就不一定要穿长袖衣、长裤和包毛巾，不要怕暴露肢体。如觉肢体怕风，就可穿长袖衣。但夏季应注意防止长痱子或中暑。即使在冬天，只要屋内不漏风，也不要包头或戴帽子。冬天的被褥要适当加厚些，要勤晒，以便温暖、舒适。

❹衣着要常换、勤洗、勤晒。特别是贴身内衣更应该常换洗。短裤在产后10天内最好一天一换，内衣也要两天一换，以保持卫生，防止污染。被褥要常晒，以利于杀菌和松软。

44 产后多久能穿高跟鞋？

不管是顺产还是剖宫产，专家建议最好在产后3个月以后再穿高跟鞋。生孩子不仅对性器官有影响，而且整个身体功能都发生了改变，其恢复都需要一定的时间。产后过早地穿高跟鞋，会使身体重心前移，除了引起足部疼痛等不适外，也可反射到腰部，使腰部产生酸痛感。

45 月子里穿鞋有哪些讲究？

产妇在月子里穿鞋要注意以下3点：

底子要软 生育后，穿软底鞋不容易累，如果过早地穿着硬底鞋且长时间站立的话，以后年纪大了容易落下后脚跟痛的毛病。

宽松方便 最好选择一脚套，不用束鞋带的鞋。因为产妇刚开始做妈妈，难免有些手忙脚乱，夜里起来喂奶或者孩子突然哭闹，都会匆匆忙忙，系鞋带可能会带来很多的麻烦。

防滑鞋底 产妇身子虚，自己走路都要注意别滑倒了，何况是抱着刚出生的小宝宝，那就更应该注意了，所以鞋底必须防滑。

46 夏季坐月子有必要穿棉袜吗？

有句古话说得好"寒从脚上来"，意思就是寒气比较容易从脚侵入人体，所

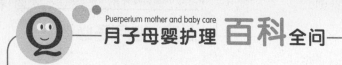
以产后要特别注意脚的保暖以免受凉。即便产妇恰好是在夏季坐月子，也不要忘记准备棉袜。医院基本都备有空调，会把室温控制在让小宝宝舒服的温度（24℃～27℃），而产妇在这种环境中，就一定要穿上棉袜，避免因脚受凉而引起腹痛或者感冒。

47 什么是产后检查？什么时候做产后检查？

产后检查一般是在妇女分娩后42天进行，医生会结合新妈妈的实际情况给她们做全面的检查，以确定新妈妈产后身体各器官的恢复情况，特别是子宫及生殖道的复旧情况、是否有感染（比如：乳房、子宫以及伤口是否有感染症状）、情绪如何等，以便尽快治疗新妈妈出现的产后后遗症。

48 为什么要做产后检查？

经过产褥期的休息与调养，一般妈妈都会感觉良好，然而身体内器官究竟恢复得如何，还需要去医院通过全面的检查来了解。产后检查还能及早发现产妇的多种疾病，及时避免产妇患病对宝宝的健康造成伤害，同时还能获得产后营养及避孕指导。

49 产后检查有哪些项目？

1 产后检查问诊项目有哪些？

产后出血 一般在产后检查之前，分泌物的量已经不多了，此时如果有大量出血、恶露带有特殊分泌物与异味，及腹痛、发烧者，代表身体可能潜藏其他疾病，均应与医师讨论，搭配内诊做更进一步的确认。

外阴瘙痒与白带 产褥期间，因恶露使用卫生护垫或卫生棉使外阴及阴道变得更为潮湿闷热，无形中增加了感染的机会，其中又以念珠菌感染最为常见，其症状为白带呈豆腐渣状，明显外阴瘙痒等。通常施以抗霉菌药膏及阴道栓剂治疗即可获得不错的效果。

哺喂母乳 生产住院期间，护理人员会教导新妈妈如何哺喂母乳及乳房护理，

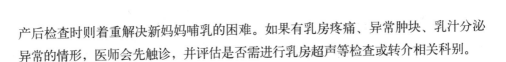

产后检查时则着重解决新妈妈哺乳的困难。如果有乳房疼痛、异常肿块、乳汁分泌异常的情形，医师会先触诊，并评估是否需进行乳房超声等检查或转介相关科别。

入厕习惯 产后入厕习惯透露身体内部健康与否。像是有排便疼痛、出血者，可能有便秘或痔疮的问题，而尿频则可能是泌尿道感染所引起。

2 产后检查有哪些常规项目？

（1）体重

体重检测可以时刻提醒新妈妈，以防止营养摄入的不均衡和活动量的不协调危害自身健康。

（2）血压

新妈妈还可以定期到医院测量血压，也可以自己在家测量。通过血压测定，可监测新妈妈的血压情况，特别是在孕期合并有妊娠高血压疾病的产妇。在家中自测需自备血压仪，按照血压仪的说明进行，最好每天能观察一次，并尽量保证在同一时间、相同部位、固定同一侧手臂，这样更为可靠。去医院测量一般2周1次，如多次测量血压正常可改为1个月1次。一般3个月后可以不用去医院测量。

（3）乳房

乳房检查的方法有很多，常见的有触诊、X线和彩超。产后可以进行一次乳房彩超检查，全面了解乳房组织情况，检查是否有乳房组织疾病。平时通过触诊或自检即可，主要检查乳房皮肤表面、乳头、乳晕、乳房肿块、乳头溢液等情况。

乳房皮肤表面 主要检查色泽、有无水肿、浅静脉怒张、皮肤皱褶等。如果皮肤发红或存在上述现象要注意是否有乳管阻塞。

乳头乳晕 乳头很容易疼痛，严重的还会皲裂，因此要及时检查乳头是否有畸形、抬高、回缩、凹陷、糜烂及脱屑等，提前预防治疗；乳晕颜色以粉红色为佳。

乳头溢液情况 需检查乳头是否溢液，并详查其是自行溢出还是挤压后而出、单侧还是双侧、溢液的性状如何等。

（4）腹部

主要检查子宫和其他腹腔内器官的复位情况。剖宫产的新妈妈还要查看刀口的愈合情况，是否有感染等。检查方法有视、触、叩、听等，以触诊最为重要。另外，由于腹腔内器官很多，又相互重叠，内部的生理功能和病理反应也相互联系，故有必要时可以采用X线、超声波检查技术。

（5）血、尿常规

血常规检验是指对血液中白细胞、红细胞、血小板、血红蛋白及相关数据的计数检测分析。尿常规检验主要有尿蛋白、尿糖、尿三胆、尿量、尿比重和尿沉渣等。

（6）子宫、妇科

检查会阴及产道的裂伤愈合情况、骨盆底肌肉组织紧张力恢复情况，以及阴道壁有无膨出。

❶检查阴道分泌物的量和颜色。如果是血性分泌物，颜色暗且量多，则表明子宫复旧不良或子宫内膜有炎症。

❷检查子宫颈有无糜烂，如有可于3～4月后再复查及治疗。

❸检查子宫大小是否正常和有无脱垂。如子宫位置靠后，则应采取侧卧睡眠，并且要每天以膝胸卧位来纠正。

❹检查子宫的附件及周围组织有无炎症及包块。

❺剖宫产术后者，应注意检查腹部伤口愈合情况，以及子宫与腹部伤口有无粘连。

❻产妇应请医生帮助确定采取适宜的有效避孕措施，不要抱有侥幸心理，人工流产手术对正在恢复身体的产妇来说十分有害。

3 产后检查会有哪些特殊项目指导？

（1）避孕指导

新妈妈一定要采取有效的避孕措施，再次怀孕对于正在恢复中的身体来说是十分有害的。至于采取什么样的避孕措施，新妈妈可以充分地利用这次检查的机会向妇科医师进行咨询，然后采用最适合自己的避孕方式。

（2）新生儿喂哺指导

新妈妈如果对自己的奶水质量与自己的营养状况有疑惑，可以进行以下项目的测试：

乳钙水平测定 要求妈妈即时挤适量的母乳在小量杯中，医生通过试纸测试了解母乳乳钙含量的状况。乳钙缺乏，宝宝容易患佝偻病。如果乳钙含量过低，一方面可以通过饮食调整，多吃含钙丰富的食物，另一方面可以服用钙片来改善自己的乳钙含量。

产妇一日营养分析 新妈妈例举自己一天的饮食状况，医生通过计算，大致可以了解你的营养状况。根据你的营养状况，医生会给出合理的营养建议。所以新妈妈在去医院检查前，不妨先对自己全天的饮食做一个完整的记录，当医生询问时，可以得到医生更详尽的指导。

50 宝宝需要做哪些产后检查?

新妈妈可以带上宝宝一起进行产后检查，看看宝宝脐部的愈合情况、生长发育情况、营养状况及智力发育等方面是否良好。需要注意的是新妈妈要去妇科检查，宝宝要去儿科检查。宝宝检查时要测量宝宝的身高、体重、胸围、头围等。其他的检查还包括看看小宝宝是否有股关节脱臼的现象，脖子是否有倾斜等。医生还会根据宝宝是母乳喂养、人工喂养还是混合喂养的具体情况，确定宝宝是否需要补充维生素或其他营养成分。

上 篇　五、饮食调理是硬道理

01　产妇饮食调养的重要性何在?

　　孕妇产后即面临两大任务:一是补充自身在怀孕期间及分娩时的耗损;二是补充足够的营养使母体分泌充足的乳汁来哺育婴儿。两个方面均需消耗大量的能量,故要保证足够的营养,因此,饮食调养对于月子里的产妇尤其重要。

　　产妇由于在分娩时耗力及损血,流失了大量的蛋白质、脂肪、糖类、各种维生素、多种矿物质及水分,因此产后初期会感到疲乏无力,脸色苍白,易出虚汗,且胃肠功能也趋于紊乱,发生食欲缺乏、饥不思食、食而无味等现象,再加上乳汁分泌,也会消耗能量及营养物质。此时若营养调配不当,不仅乳母身体难以康复,容易得病,而且还会影响婴儿的哺乳及生长发育。因此,尽快补充足够的营养素,补益受损的体质,对于防治产后疾病,帮助产妇早日恢复健康,维持新生儿的正常生长发育,都具有十分重要的意义。

02　月子里饮食营养有什么特点?

　　产妇坐月子膳食营养问题是确保母婴健康的大事,那么产妇饮食营养有什么特点呢?简单地说,就是"6需要"。

　　高热能　产妇每日所需要的热能基本与男性重体力劳动者相当,较正常妇女增加20%,再加上哺育婴儿所增加的热能消耗,所以热能需要增加很多。

　　高蛋白质　因为产妇每日泌乳要消耗蛋白质10~15克,6个月的婴儿对八种必需氨基酸的消耗量很大,为成人的8~12倍,所以保证乳母的饮食蛋白质的质量是很重要的。此外产后气血虚弱,生殖器官复原和脏腑功能康复也需要大量蛋白质。蛋白质是生命的物质基础,含大量的氨基酸,是修复组织器官的基本物质,所以对产妇十分重要。

钙 泌乳使乳母每日消耗300毫克的钙，如果膳食中钙的供应不足，势必动用母体骨骼组织中钙的贮备。乳母常因缺钙而患骨质疏松症，会出现肌肉无力、腰酸腿痛、牙齿松动、骨质软化变形。

铁 妊娠期约有半数的孕妇患缺铁性贫血，分娩时又因失血丢失约200毫克的铁，泌乳、哺乳又要丢失一些。铁是构成血液中血红蛋白的主要成分，因此，产后补充铁是很重要的。

维生素 维生素是人体不可缺少的营养成分。产妇除维生素A需要量增加较少外，其余各种维生素需要量均较非孕产期妇女增长1倍以上，因此，产后的饮食中各种维生素必须相应增加，以维持产妇的身体健康，促进乳汁分泌，保证供给婴儿量足质高的乳汁，满足婴儿生长发育的需要。

脂肪 脂肪在乳母膳食中也很重要，每日每千克体重需要1克的脂肪，若少于1克时，乳汁中的脂肪含量就会降低，影响乳汁的分泌量，进而影响新生儿的生长发育。

03 月子里乳母1日所需的营养素量是多少？

根据中国营养学会推荐，乳母每日需要热量3000～4000千卡，蛋白质100克，钙2000毫克，铁20克，维生素A3900国际单位，维生素$B_1$1.6毫克，维生素$B_2$1.9毫克，烟酸16毫克，维生素C150毫克，维生素D400国际单位等。这些营养物质，全靠膳食来供应。因此，产后饮食质量要高，品种要全。

营养学家推荐产妇每日摄入食物量：牛奶300～500克，瘦肉（包括脏腑、鸡、鸭、鱼、虾）150～300克，鸡蛋2个，豆类（包括豆制品）50～100克，蔬菜（尽量多用绿叶菜）500～750克，谷类（可用部分粗粮）500～750克，红糖20～50克，水果200～250克。

04 坐月子应注意从哪些食物中摄取营养素？

坐月子期间，产妇需要多种营养素，它们可从下列食物中摄取。

蛋白质 瘦肉、鱼、蛋、乳制品和禽类，如鸡、鸭等都含有大量的动物蛋白质；花生、豆类和豆制品等含有大量的植物蛋白质。

脂肪 肉类和动物油含有动物脂肪；豆类、花生仁、核桃仁、葵花子、菜子和芝麻中含有植物油脂。

糖类 所有的谷物类、白薯、土豆、栗子、莲子、藕、菱角、蜂蜜和食糖中都含有大量的糖类。

矿物质 肉类、乳类、鸡蛋、海带、虾皮、银耳、土豆、核桃仁、西瓜子、南瓜子含钙丰富。油菜、菠菜、芹菜（尤其是芹菜叶）、雪里红、荠菜、莴苣、小白菜和动物肝、蛋黄、芝麻、黄豆、海带中含有铁和钙较多。猪肝、猪肾、鱼和豆芽菜中含磷量较高。海带、虾、鱼和紫菜等含碘量较高。

维生素

❶维生素A：鱼肝油、蛋、肝、乳制品都含有较多的维生素A；菠菜、荠菜、胡萝卜、韭菜、苋菜和莴苣叶中含胡萝卜素量较多。胡萝卜素在人体内可以转化成维生素A。

❷B族维生素：小米、玉米、糙大米、标准面粉、豆类、肝和蛋中都含有大量的B族维生素，青菜和水果中也富含B族维生素。

❸维生素C：各种新鲜蔬菜、柑橘、橙柚、草莓、柠檬、葡萄、红果中都含有维生素C，尤其鲜枣中含量高。

❹维生素D：鱼肝油、蛋类和乳类中含量丰富。

为了获得各种营养，一定不要偏食，少吃精米面，多吃些杂粮，更要多吃新鲜蔬菜水果，适量的鱼、蛋、乳类等，才能获得均衡的营养。

05 怎样安排月子里的饮食？

多吃营养价值高的食物 产后所需营养并不比怀孕期间少，尤其要多吃含蛋白质、钙、铁比较丰富的食物，如牛肉、鸡蛋、牛奶、动物肝和肾，以及豆类和豆制品，也可用猪骨头、猪蹄炖汤喝，因为其中含钙较多。这些食物有利于产妇身体恢复和乳汁分泌。

饮食的搭配要合理 产妇的营养要全面，食物的种类要多。

谷类、水果类、蔬菜类、肉类必须搭配进食，如此既有丰富的蛋白质，又有含糖较多的五谷类，还有含维生素较高的水果、蔬菜类。若只注重进食鸡、鱼、蛋、肉，而忽视蔬菜、水果，会导致维生素缺乏症；若不重视进食米、面，会导致糖量不足，热能较低。所以，产后仍需以白面、米饭为主食，并要适当吃些粗粮，以满足身体各种营养素的需要。主食的种类要多样化，粗粮和细粮搭配进食，如小米、玉米粉、糙米、标准粉，它们所含的维生素B都要比精米精面高出好几倍。此外，多吃蛋白质食物要兼吃蔬菜水果，水果、蔬菜对产妇也是十分有益的，其中所含维生素、矿物质不但本身必需，而且还可以促进乳汁的正常分泌。另外，要做到干稀搭配，荤素搭配。

多吃易消化及刺激性小的食物 有些食物营养虽丰富，却不易消化，吃多了会引起肠胃不适和大便秘结，特别是产妇活动量较小，消化能力受到限制，所以，要多吃易消化的食物。可适当多饮用各种汤类和粥类，便于消化和促进乳汁分泌。同时，要少吃刺激性食物，不吸烟，不喝酒，因为酒精和烟中的尼古丁可以通过乳汁传给婴儿，引起婴儿的不适或疾病。刺激性食物易使产妇发生便秘，若产妇长期便秘，可诱发子宫脱垂。

不要偏食、挑食，不要盲目忌口 月子里，营养必须全面，才能满足婴儿和产妇自身的需要。如果产妇有挑食或偏食的习惯，哺乳期必须改正。过于偏食会导致某些营养素缺乏。广摄各类食物既有利于营养摄入，又能促进食欲，防止疾病发生。也不要道听途说，盲目忌口，否则容易导致营养不全面，影响婴儿和乳母双方的健康。

清淡适宜 从科学角度讲，月子里的饮食安排要清淡。放盐要适量，以少放为宜。调料中可加用少量葱、姜、蒜等多数偏温的调味料，切不可偏多。

增加餐次 产妇每日的餐次应较一般人多，以5～6次为宜。餐次增多有利于食物消化吸收，保证充足的营养又因产后胃肠功能减弱，蠕动减慢，如一次进食过多过饱，反而增加肠胃负担，从而减弱胃肠功能。如采用多餐制（少吃多餐）则有利于胃肠功能恢复，减轻胃肠负担。

06 产后进食为何应循序渐进？

产后1～2天，产妇的消化能力较弱，所以应摄入容易被消化的食物，而且不能吃油腻的食物。产后3～4天，不要急于喝过多的汤，避免乳房乳汁过度淤胀。产后1周，产妇胃口正常，可进食鱼、蛋、禽等，但最好做成汤类食用。

产后7天以后胃恢复正常，可以进食鱼、肉、蛋、鸡等，但不可过饱。在产后1个月内，宜一日多餐，每日餐次以5～6次为宜。

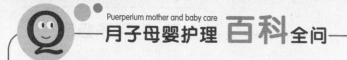
07 剖宫产后当日为何应禁食?

产妇剖宫产手术后,由于手术及麻醉的影响,使肠道功能受损,肠蠕动减慢,肠腔内有积气,易造成术后的腹胀感。医生会建议产妇手术当日禁食,术后第一天未排气之前不要吃鸡蛋、肉、牛奶、甜食等易胀气的食物,待排气后方可逐渐的正常进食。如果产妇产后24小时仍无排气,宜服用一些排气类食物(如萝卜等)。

08 剖宫产后饮食有何禁忌?

❶术后排气之前禁食蛋类及牛奶,以避免胀气。

❷避免油腻的食物。

❸避免吃深色素的食物,以免瘢痕颜色加深。

❹避免咖啡、茶、辣椒、酒等刺激性食物。

❺生冷类食物(大白菜、白萝卜、西瓜、水梨等)禁食40天。

❻产妇要少吃或不吃易发酵产气多的食物,如糖类、黄豆、豆浆、淀粉等,以防腹胀。

09 月子里正确的进餐顺序是怎样的?

月子里正确的进餐顺序应为:汤→青菜→饭→肉,半小时后进食水果。为什么要这样安排?

我们都知道,在各类食物中,水果的主要成分是果糖,无需通过胃来消化,而是直接进入小肠吸收。米饭、面食、肉食等淀粉、蛋白质成分的食物,需要在胃里停留1~2小时,甚至更长的时间。

如果产妇进餐时,先吃饭菜,再吃水果,消化慢的淀粉蛋白质会阻塞消化快的水果,食物会一起搅和在胃里。水果在36℃~37℃,容易腐烂产生毒素,这对身体不利。至于饭后马上吃水果或甜食,最大害处就是会中断、阻碍消化过程,使胃内食物腐烂,被细菌分解成酒精及醋一类的东西,产生气体,有碍于进一步消化吸收。饭后喝汤的最大问题是冲淡食物消化所需要的胃酸,所以产妇吃饭时最忌一边吃饭,一边喝汤,或食用汤泡饭或吃过饭后,再来一大碗汤,这都容易妨碍正常消化。因此产妇一定要先喝汤,后吃饭菜,饭后不要马上吃水果,应在饭后半小时后再吃水果才对。

10 月子第一餐吃什么好？

产妇产后的第一餐应首选易消化、营养丰富的流质食物。如糖水煮荷包蛋、冲蛋花汤、藕粉等。等到第二天就可以吃一些软食或普通饭菜了。顺产后应以米粥、软饭、烂面、蛋汤等为主食。不要吃过多油腻的食物，如鸡、猪蹄等。

11 下奶汤喝得越早越好吗？

为了尽快下奶，许多产妇产后都有喝催乳汤的习惯。但是，产后什么时候开始喝催乳汤和喝多少催乳汤都是有讲究的。

过早喝催乳汤，乳汁下来过快过多，新生儿又吃不了那么多，容易造成浪费，还会使产妇乳管堵塞而出现乳房胀痛。若喝催乳汤过迟，乳汁下来过慢过少，也会使产妇因无奶而心情紧张，分泌乳量会进一步减少，形成恶性循环。

12 什么时候应喝催乳汤？

产后喝催乳汤一般要遵循以下两点：

掌握乳腺的分泌规律 一般来说，孩子生下来以后头7天乳腺分泌乳汁比较黏稠，略带黄色，这就是初乳。初乳进入新生儿体内，使新生儿体内产生免疫球蛋白A，可以保护新生儿免受细菌的侵害。初乳的分泌量不是很多，应让新生儿反复吮吸乳头。大约在产后的第3、4天起，乳汁开始分泌增多，如果此时乳量仍未增加，可在分娩后4天开始给产妇喝鲤鱼汤、猪蹄汤之类等下奶的食物。

注意产妇身体状况 若是身体健壮、营养好、初乳分泌量较多的产妇，可适当推迟喝催乳汤的时间，喝的量也可相对减少，以免乳房过度充盈，从而引起不适。如果产妇身体比较差，就可早些服用催乳汤，喝的量也应适当多些，但也要适可而止，以免增加胃肠的负担，出现消化不良。

13 怎样根据身体情况喝汤进补？

每个人的体质不同，对营养的需求也不完全相同，适当地喝汤进补是可以的，但不适当或过量地进补反而对身体不利。

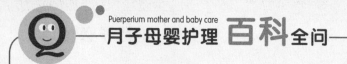
产后恶露排出不畅、下腹隐痛的人，可以用益母草煲汤。如果没有这类情况，就不宜喝，以免出现产后出血增加或便秘。

如果家中有进补的习惯，想将黄芪、党参、当归等补血补气的中药煲汤给产妇喝也是可以的。但最好等恶露排出后或等恶露颜色不再鲜红时再补，否则会增加产后出血的机会。

如果产妇担心汤里的油脂会使自己发胖，可以把汤晾凉一些，然后用吸管喝，这样就可以避开浮在汤表面的油脂了。

14 产妇宜喝哪些汤？

产妇喝的汤应少放糖、盐、味精，避免用燥热的材料。产妇喝的汤不能太过油腻，例如鸡汤可以把鸡皮去掉后再炖，或者炖好后再用勺子把浮油去掉。和猪蹄汤相比，鱼汤、瘦肉汤、排骨汤不太油腻，更适宜产妇饮用，不过营养多半在汤渣里，所以产妇还应适当吃点汤渣。另外，产妇可以搭配喝一点蛋汤、蘑菇汤、白菜汤等较为清淡的汤。

15 哪些食物有利于下奶？

产妇分娩时各种营养素的储备都有所损耗，产后又由于大量出汗、恶露，也要损失一部分营养，同时还要哺乳新生儿，因此，在产褥期产妇宜摄入充足的热量、蛋白质、脂肪、矿物质、维生素和水。摄入量不足，乳汁会减少。蛋白质摄入多少，对乳汁分泌的数量和质量都有影响，因此，每天至少要比平时多补充25克蛋白质才能满足需要，其中动物蛋白质应占全部蛋白质的50%以上。母乳中大约每天需要300毫克的钙，当食物中钙供给不足时，就要动用母体中的钙，这会导致产妇腰酸腿痛或发生软骨病。产褥期产妇还要增加各种维生素的摄入。维生素的摄入直接影响乳汁中维生素的含量，尤其是维生素E、维生素B_1，它们有增加乳汁分泌的作用，是体内不可缺少的。

产妇哺乳要多吃有利于下奶的食物：如芝麻、猪蹄、花生、豆腐、鲫鱼、鲤鱼、奶类、冬瓜、丝瓜、木瓜、赤豆、虾等。

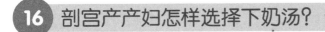

16 剖宫产产妇怎样选择下奶汤？

剖宫产产妇不能过早食用鸡汤、鲫鱼汤等油腻食物，可在产后5～7天再食用。产后几个月内最好每天吃两个鸡蛋，不能吃多，这既可以避免血脂过高，又可以保证母体及婴儿的营养需要。在产后第一周，建议剖宫产产妇多喝小米粥，这对通乳有一定的益处。

17 产后为何要吃含胶质的食物？

产妇经过生育，加上自然的衰老，皮肤松弛是很自然的生理现象。在哺乳期间，体内营养消耗较大，如果不注意营养补充，脸色容易变得很难看。这时，产妇可适量吃些富含胶质的食物，比如猪蹄、骨头汤等，以补充肌肤所需的胶原蛋白。

18 产后为何要适量摄取纤维质？

纤维质可以增加人体粪便的体积，促进排便的顺畅。产妇分娩后常会伴随着痔疮的发生，造成排便困难，纤维质的摄取对产妇而言是很重要的。但是要注意的是，在分娩过后，身体需要大量的营养素来帮助身体器官修复，如果此时摄取过多的纤维质，反而会干扰到许多其他营养素的吸收，因此对产后妈妈而言，纤维质的摄取量也不宜过多。

19 产后为何要加强必需脂肪酸的摄取？

必需脂肪酸是能调节激素、减少炎症反应的营养素。分娩过后，身体需要必需脂肪酸帮助子宫收缩，以便恢复到原来大小，所以必需脂肪酸对产妇特别重要。一般产妇大多采用麻油、芝麻和鱼油等食物来作为必需脂肪的食物来源。其中，芝麻还具有润肠通便的效果，所以特别适合产妇食用。

鱼油所提供的脂肪酸会影响凝血，所以建议伤口尚未愈合的产妇，不能吃高剂量鱼油，最好尽量以天然新鲜的深海鱼作为鱼油的补充来源。

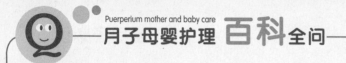

20 产后盐摄入过多有何危害？需要忌盐吗？

盐在体内会产生凝固水分或血液的作用，如果产妇摄取的食物中含盐较多，可能引起产妇体内水钠潴留，造成水肿，并诱发高血压。但产妇也不可忌盐，因产后尿多、汗多，排出盐分也增多，所以产妇也需要补充一定量的盐分。

21 月子里应多吃哪些补血食物？

黑木耳、红枣、红豆 黑木耳、红枣、红豆含有较丰富的铁质，产妇经常食用，不仅能防治缺铁性贫血，还有滋补强力的功效。

动物内脏 动物内脏中的铁含量往往高于动物的肉，如猪肝（不宜多吃）、牛肝、羊肝、鸡肝等，不仅含铁量高，而且维生素的含量也很丰富。

动物血液 动物血液中含有丰富的血红素铁，易被人体消化吸收，用动物血和内脂豆腐做汤，经常食用，具有良好的补血功效。

水果 产妇每天要摄入一定量的水果，虽然水果本身含铁量并不高，但是水果中含有丰富的维生素C，能促进食物中铁的吸收。

22 月子里为什么要多补充水分？

在产后最初几天，产妇常常会感到口渴、食欲不佳，这是因为胃液中盐酸分泌减少、胃肠的肌张力及蠕动能力减弱，且皮肤排泄功能变得极为旺盛而导致多汗。此时，产妇还增加了给孩子哺乳的任务，身体对水分的需求也随之增加。因此，在月子里，产妇必须补充大量的水分。当然，补水不一定只喝白水，果汁、牛奶、汤等都是较好的选择。另外，水分的补充还有助于产妇缓解疲劳，排泄废物，使乳汁充足，可谓是好处多多。

23 什么是生化汤？

现代药理研究证明，生化汤有增强子宫平滑肌收缩、抗血栓、抗贫血、抗炎症及镇痛的作用。生化汤可以治疗产后血虚受寒、瘀阻胞宫所致腹痛，产后恶露不能流出，小腹冷痛等。

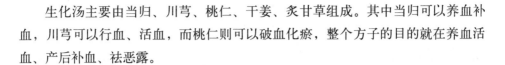

生化汤主要由当归、川芎、桃仁、干姜、炙甘草组成。其中当归可以养血补血，川芎可以行血、活血，而桃仁则可以破血化瘀，整个方子的目的就在养血活血、产后补血、祛恶露。

24 喝生化汤有何必要性？

在胎儿及胎盘组织娩出之后，子宫靠肌肉的收缩让血管受到压迫而止血；若收缩不好，这些血管会持续开放而造成出血不止，若形成血块积在子宫腔内，造成子宫肌肉层的收缩更不好，出血情形会更恶化。

而胎盘着床部分的子宫内膜再生更复杂，这部分的血栓块剥落了，新的子宫内膜才能长得完整。而生化汤的真正功用就在这段期间。

25 何时开始喝生化汤？

通常产妇在产后2～3天可以开始喝生化汤。生化汤一般为1天1付，分早晚两次服用，顺产约服5付，剖宫产约服7付，空腹喝效果最佳。

产妇喝生化汤的时间不要超过2个星期，因为在这之后，生化汤反而对子宫内膜的新生造成负面影响，它会让新生子宫内膜不稳定，出血不止。这也是生化汤最常见的副作用。服用生化汤的过程中，如果产妇有感冒、产后发热、产后感染发炎、异常出血、咳嗽、喉咙痛的症状需尽快到医院就诊，不宜继续服用生化汤。若产妇服用生化汤之后，出现拉肚子的情况，需要请中医师再做调整。

产妇应遵医嘱根据产后恶露的颜色、量、臭味等特点，服用生化汤。如恶露有变化随时报告医生，积极寻找原因，对较大的组织残留宫腔者，应在使用子宫收缩剂和抗生素的同时，行清宫手术，以利于早日康复。

26 产妇可随意服用生化汤吗？

一般妇女产后多虚、寒、瘀，实、热症者少。而生化汤药性偏温，为产后血虚受寒，瘀阻胞宫而设。如果产妇恶露过多，出血不止，血色鲜红夹瘀块，辨证属热，应在医生指导下对症施药，不可盲目服用生化汤。如果产妇在服用生化汤后发现出血量增加，就必须及时停止，以免导致严重出血的不良情况。生化汤不可作为

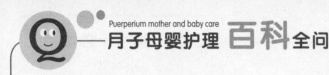

产后常规用药，而应在医生指导下辨证论治，随症加减，对症施药，才会起到好的效果。

27 产后能吃鹿茸吗?

很多人认为产后服用鹿茸会有利于产妇身体尽快康复。因为鹿茸具有补肾壮阳、益精养血之功效，对于子宫虚冷、不孕等妇科阳虚病症具有较好的作用。但产妇在产后容易阴虚亏损、阴血不足、阳气偏旺，如果服用鹿茸会导致阳气更旺，阴气更损，造成阴道不规则流血症状。

所以，产妇不宜服用鹿茸，如果身体虚弱，可以在中医指导下服用一些适宜的药膳或保健品调理体质。

28 产后吃莲藕有什么好处?

莲藕中含有大量的淀粉、维生素和矿物质，营养丰富，清淡爽口，是祛瘀生新的良药。能够健脾胃，润燥养阴，行血化瘀，清热生乳。产妇多吃莲藕，能及早清除腹内积存的淤血，增进食欲，帮助消化，促进乳汁分泌，有助于新生儿的喂养。

29 产后吃黄花菜有什么好处?

黄花菜含有蛋白质及磷、铁、维生素A、维生素C，营养丰富，味道鲜美，尤其适合做汤用。中医认为，黄花菜有消肿、利尿、解热、止痛、补血、健脑的功效。产褥期容易出现腹部疼痛、小便不畅、面色苍白、睡眠不安等症状，多吃黄花菜可消除以上症状。

30 产后吃黄豆芽有什么好处?

黄豆芽中含有大量的蛋白质、维生素C、纤维素等。蛋白质是组织细胞生长的主要原料，能修复分娩时损伤的组织，维生素C能增加血管壁的弹性和韧性，防止产后出血，纤维素能通畅润便，防止产妇发生便秘。

31 产后吃海带有什么好处？

海带中含碘和铁较多，碘是甲状腺素的重要组成原料，铁是血细胞的重要组成原料。产妇多吃海带，能增加乳汁中碘和铁的含量。新生儿吃了富含碘的乳汁，有利于身体的生长发育，防止呆小症。铁是红细胞的重要组成原料，有预防贫血的作用。

32 产后吃莴笋有什么好处？

莴笋是春季主要蔬菜之一，它含有多种营养成分，尤其含矿物质钙、磷、铁较多，能助长骨髓、坚固牙齿。中医认为，莴笋有清热、利尿、活血、通乳的作用，尤其适合产后少尿和少乳的产妇食用。

33 产后吃苹果有什么好处？

苹果味甘凉，性温，含糖类丰富。还含有苹果酸、鞣酸、维生素、果胶及矿物质，可防治维生素C缺乏病（坏血病），并能使皮肤滋润光泽。其黏胶和细纤维能吸附并消除细菌和毒素，能涩肠、健胃、生津、开胃和解暑，还能降低血压及胆固醇，有利于患妊娠高血压疾病产妇的康复。苹果中含大量钾盐，能与体内过多的钠盐结合并排出体外，舒缓血压。

34 产后吃橘子有什么好处？

橘子中含有丰富的维生素C和钙质，维生素C能增强血管壁的弹性和韧性，防止出血。产妇生孩子后子宫内膜有较大的创面，出血较多。如果吃些橘子，便可防止产后继续出血。还能保护毛细血管的完整性，使皮肤变得柔嫩，防止产后面部皱纹形成，可起到美容作用。乳母多吃橘子有利于促进婴儿对钙的吸收，防止小儿佝偻病的产生。还能增加产妇对严寒的抵抗力，对产妇受凉后伤风咳嗽有辅助治疗的作用。

35 产后吃荔枝有什么好处？

荔枝味甘，性温，有补脾益肝、止咳养神和止渴解乏的作用。可减少产后恶露，尤对产后肝脾虚弱者有保健作用。

36 产后吃香蕉有什么好处？

香蕉中含有大量的纤维素和铁质，有通便补血的作用。产妇多爱卧床休息，胃肠蠕动较差，常常发生便秘。再加上产后失血较多，需要补血，而铁是造血的主要原料之一，所以产妇多吃些香蕉能防止产后便秘、贫血。另外，产妇摄入了充足的铁后，对预防婴儿贫血也有一定帮助。

37 产后吃山楂有什么好处？

山楂中含有丰富的维生素、矿物质、山楂酸、柠檬酸。产妇生孩子后过度劳累，往往食欲不振、口干舌燥、饭量减少，适当吃些山楂，能够增进食欲、帮助消化，有利于身体康复和哺喂婴儿。另外，山楂有散瘀活血的作用，能排出子宫内的瘀血，减轻腹痛。

38 产后吃红枣有什么好处？

红枣中含有丰富的维生素C、葡萄糖和蛋白质，具有补脾和胃、益气生津、调整血脉的作用，尤其适合产后脾胃虚弱、气血不足的人食用。其味道香甜，既可口嚼生吃，也可熬粥蒸饭熟吃。

39 产妇食用水果有何禁忌？

只要产妇胃肠无不适，吃新鲜蔬菜和水果大有益处，尤其是对便秘的产妇更加有帮助。但产妇在食用水果时，需要注意以下几点。

❶产妇胃肠功能较虚弱，应从少量开始吃。

❷产妇的胃肠对冷刺激很敏感，不要吃过凉的水果。如果过凉容易导致胃肠淤血，影响消化功能。

❸一般的水果糖分都比较高，所以要节制食用，不可盲目贪多。

❹产妇的胃肠抵抗力弱，一定要注意吃的水果是否清洁卫生。

40 产妇忌吃哪些水果？

梨 新产妇在产后切忌服食性质寒凉之品，生梨性凉，所以不宜食用。正如《本草经疏》中所述：妇人产后，法咸忌之。《增补食物秘书》亦云：多食寒中，产妇勿食。实在想吃，可煮熟食用。

柿子 柿子性大凉，寒则凝滞收引，产妇产后，体质较弱，切忌食用寒凉食物，故当忌吃柿子。

杏 杏性温热，多食易上火生痰。如《本草衍义》中说：小儿尤不可食，多致疮痈及上膈热，产妇尤忌之。《饮食须知》也认为：多食昏神，令膈热生痰，小儿多食成壅热，致疮疖，产妇尤宜忌之。这说明产妇不宜食用，古有"桃饱人，杏伤人"之说；而且产后哺乳期，食杏对婴儿也不利。

41 月子期间为何要多吃芝麻？

芝麻有补中健身、破积血等作用，它含有蛋白质、脂肪、维生素A、维生素D、维生素E等营养成分，100克芝麻中铁的含量可达50毫克，钙的含量可达564毫克。另含油酸、亚油酸、花生酸等，还含有脂溶性维生素A、维生素D、维生素E等。中医认为，芝麻有填精、益髓、补血、补肝、益肾、润肠、通乳、养发之功能。这对产妇增强补中健身和血脉及破淤血等有良好的作用。产妇多吃芝麻对哺乳的新生儿健脑也非常有益。

具体吃法是将芝麻、核桃炒熟磨碎，每天2匙，直接食用，或制成芝麻汤圆，也可以加在其他的甜点里。

42 为什么产妇不宜过多吃鸡蛋？

产妇吃鸡蛋好，对身体恢复和乳汁的分泌大有益处，但要适量。

有的产妇为了增加营养，就多吃鸡蛋，一天吃8～10个鸡蛋，认为这样可以使产后的虚弱身体尽快恢复。这是不正确的认识。

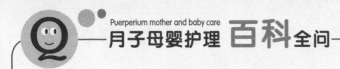

鸡蛋含有蛋白质、脂肪、卵磷脂、核黄素、钙、磷、铁及维生素A、B族维生素、维生素C、维生素D等，确实是营养素比较全面的食品，且容易被人体吸收利用，还无明显的"滞胃作用"。

但是，鸡蛋也不是吃得越多越好，尽管其营养素比起其他营养品来较全，但也并不能包括所有营养素，比如维生素C和纤维素就不如其他食品，甚至很贫乏。这样，吃鸡蛋多了，就会影响某些营养素的摄入。

另外，吃鸡蛋过多，不易消化，营养素也吸收不全。医学专家做过临床试验：一个产妇每天吃40个鸡蛋与每天吃3个鸡蛋，身体所吸收的营养是一样的；吃多了，身体不但不能消化吸收，还会增加肠胃负担，时间长了还容易引起胃病。因此，产妇每天只要吃2~3个鸡蛋就可以了，营养足够，又能吸收，再吃些其他食物，营养就更全了。

43 月子里吃红糖有何好处？

红糖能提供丰富的营养，具有良好的保健作用。它含有丰富的钙、磷、铁、锌等矿物质。同时还含有胡萝卜素、维生素B_2和尼克酸以及其它一些微量元素。

红糖性温和，可以健脾暖胃、益气养血、活血化瘀，能够帮助产妇补血、散寒和补充热量，这些对产妇都特别有用。

红糖还含有多种微量元素和矿物质，能够利尿、防治产后尿失禁，促进恶露排出。因为它的含铁量高，尤其有助于产后补血。

44 月子期间怎样食用红糖？为何不宜久喝？

月子里红糖的食用方法主要是以直接冲糖水食用为主，也可将红糖加在水煮荷包蛋、糯米粥等甜点里食用。

但切记不要过量食用和服用过长时间，因为产后10天，恶露逐渐减少，子宫收缩也逐渐恢复正常。如果无限期地喝红糖水，红糖的活血作用会使恶露的血量增多，造成产妇继续失血，也会使产妇身体内热量增加，使身体发胖。因此，产妇喝红糖水的时间，一般控制在产后7~10天为宜。

45 产妇喝白糖水有什么好处?

产妇也可以根据自身情况喝一些白糖水，并非只能喝红糖水。

白糖纯度高，杂质少，性平，有润肺生津的功效。适合于夏季分娩的产妇，或产褥中、后期食用。如果有发热、出汗较多、手足心潮热、阴道流血淋漓不尽、咽干口渴、干咳无痰的产妇，更应多用白糖，即使在寒冷的季节分娩，也可以食用白糖。

46 产后为何要忌吃辛辣食物?

产后忌吃辛辣温燥食物，是因为辛辣温燥食物可助内热，而使产妇虚火上升，易出现口舌生疮、大便秘结或痔疮等症状，同时可能通过乳汁使婴儿内热加重，因此产后饮食宜清淡，尤其在产后5～7天之内，应以软饭、蛋汤等为主，不要吃过于油腻和麻辣的食物，例如大蒜、辣椒、胡椒、茴香、酒、韭菜等辛辣温燥食物和调味香料。

47 产后为何要忌吃生冷食物?

产妇产后身体气血亏虚，应多食用温补食品，少食寒凉生冷食物，以利气血恢复。未煮熟的食物往往不易消化，这对脾胃功能较差的产妇(特别是分娩后7～10天内的产妇)来说，是一个负担，很可能引起消化功能不良。生冷食品未经高温消毒，可能带有细菌，进食后宜导致肠胃炎。另外，多吃凉拌菜和冷荤，不利于恶露的排出和瘀血的去除。

48 产后为何要忌吃巧克力?

有的产妇为了增加营养，尽快恢复身体健康，便整天口里嚼巧克力，这是不对的。

哺乳妈妈食用巧克力，对吃母乳的婴儿的发育会产生不良的影响。这是因为巧克力所含的可可碱会渗入母乳并在婴儿体内蓄积。可可碱能伤害神经系统和心脏，并使肌肉松弛，排尿量增加，结果使婴儿消化不良，睡眠不稳，哭闹不停。

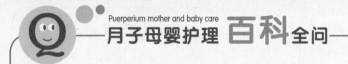
产妇整天吃巧克力还会影响食欲，不但使身体所需营养供给不足，还会使身体发胖，这样当然会影响产妇的身体健康和婴儿的生长发育。

49 产后为何要少吃味精？

为了不让婴儿出现缺锌症，产妇应忌吃过量的味精。一般而言，吃味精对成人是无害的，而对婴儿，特别是12周内的婴儿是有害无利的。如果哺乳期间的妈妈在摄入高蛋白饮食的同时食用过量味精，则味精内的谷氨酸钠就会通过乳汁进入婴儿体内，而过量的谷氨酸钠对婴儿，尤其是12周内的婴儿发育有严重影响，它能与婴儿血液中的锌发生特异性的结合，生成不能被机体吸收的谷氨酸，而随尿液排出，从而导致婴儿锌的缺乏。这样，婴儿不仅易出现味觉差、厌食，而且还可造成智力减退、生长发育迟缓等不良后果。

50 产后为何要忌吃煎炸食品和甜食？

煎炸食物容易引起脾胃热滞，导致便秘或腹胀；甜食吃得过多也会导致脾虚生湿，造成虚湿积滞，引发腹泻。而且这类食物吃多了，容易引发胸闷、腹泻、胃口呆滞、手脚不温等症状，舌苔还容易呈白色。

51 产后为何要忌食坚硬粗糙及酸性的食物？

产后身体各部位都比较弱，需要有一个恢复过程，在此期间极易受到损伤，比如坚硬粗糙及酸性食物就会损伤牙齿，使产妇日后留下牙齿易于酸痛的遗患。

52 产后为何要忌饮茶？

产妇在喂奶期间忌饮茶。这是因为茶叶中含有的鞣酸会影响肠道对铁的吸收，容易引起产后贫血；另外，茶水中还含有咖啡因，饮用茶水后会难以入睡，影响产妇的体力恢复。而且茶水通过乳汁进入宝宝体内后，会让其肠胃突然痉挛，烦躁大哭。

53 产后为何忌喝麦乳精?

麦乳精是一种营养丰富、味道可口的营养品,是一些病人常用的佳品。有的产妇为了补充营养,就在产后大量饮用麦乳精,一些亲友去看产妇,也常带麦乳精,希望产妇吃了有利于健康。其实,产妇在哺乳期间喝麦乳精是不科学的。

麦乳精的主要成分是麦芽糖、乳制品和糖精,其中麦芽糖多从麦芽中提取,而麦芽可以抑制乳腺分泌乳汁。中医历来把麦芽作为"回乳"的主要用药。所以,哺乳期的产妇常喝麦乳精会使乳腺分泌的乳汁量明显减少,这对婴儿的生长发育十分不利。

所以,产妇在哺乳期间不宜饮麦乳精,其加强营养的途径可以通过多吃些鱼、肉、蛋、奶和蔬菜、水果而获得。

54 乳母为何要忌烟? 吸烟有何危害?

烟草中含有剧毒尼古丁,点燃的香烟还可以产生一氧化碳、煤焦油等有害物质。

烟毒主要是经过呼吸,由肺泡毛细血管弥散进入人体。部分毒物,如尼古丁等还能通过皮肤、胃肠道进入人体,因此,吸烟给乳母及婴儿均可带来不良影响。乳母吸烟除对本身心脑血管、神经系统造成危害外,还会抑制乳汁分泌,影响新生儿喂养。烟中的有毒物质也会侵入乳汁中,新生儿吮吸了这样的乳汁,对生长发育也是不利的。新生儿被动吸烟不仅容易导致其生长发育差,智力、情感以及行为等方面也容易发生缺陷。

研究证实,吸烟会妨碍维生素C的吸收,而维生素C是脑及全身的重要营养物质,有增强智力的作用,吸烟也影响维生素B_2的吸收,而维生素B_2在增强神经功能、促进消化吸收功能等方面都有非常重要的作用。烟中的一氧化碳容易与血液中的血红蛋白结合,生成高铁血红蛋白,使血液失去携氧能力,而氧在体内的正常血液循环、气体交换、新陈代谢等方面起着重要的作用。

由此上述可见,乳母吸烟对乳母及婴儿危害极大,所以应严格忌烟。为了乳母和新生儿的健康,家中其他成员也应忌烟。

55 乳母为何要忌酒？喝酒有何危害？

酒的主要成分是乙醇。乙醇对人体的多个系统均有害，而且乙醇可通过乳汁进入婴儿体内，从而对婴儿也产生危害。尤其是乳母大量经常饮酒可使婴儿中枢神经系统出现障碍，表现为智力低下、易激怒、震颤、不会吮奶、听力过敏等，80%的患儿出现语言障碍。所以为了孩子的健康，正在哺乳的乳母不要饮酒。

56 产后寒性体质适合吃什么食物？

体质特性 面色苍白，怕冷或四肢冰冷，口淡不渴，大便稀软，尿频、量多、色淡、舌苔白，易感冒。

适用食物 这种体质的产妇胃肠虚寒、手脚冰冷、气血循环不良，应吃较为温补的食物，如麻油鸡、烧酒鸡、四物汤、四物鸡或十全大补汤等，原则上不能太油，以免腹泻。食用温补的食物或药补可促进血液循环，达到气血双补的目的，而且筋骨较不易扭伤，腰背也不会酸痛。

57 产后热性体质适合吃什么食物？

体质特性 面红目赤，怕热，四肢或手足心热，口干或口苦，大便干硬或便秘，痰涕黄稠，尿量少、色黄赤、味臭，舌苔黄或干，舌质红赤，易口破，皮肤易长痘等。

适用食物 热性体质的产妇宜用食物来滋补，例如山药鸡、黑糯米、鱼汤、排骨汤等，蔬菜类可选丝瓜、冬瓜、莲藕等来降火，或吃青菜豆腐汤，以降低火气。腰酸的人用炒杜仲25克，煮猪腰汤即可，不会上火。

58 产后中性体质适合吃什么食物？

体质特性 不热不寒，不特别口干，无特殊常发作的疾病。

适用食物 饮食上较容易选择，可以食补与药补交叉进行，没有什么特别问题。如果补了之后口干、口苦或长痘痘，就停一下药补，吃些可以降火的蔬菜，也可喝一小杯不冰的纯葡萄汁。

59 月子里为什么不要滋补过量?

❶滋补过量容易使产妇过胖,导致产妇体内糖类和脂肪代谢失调,引发各种疾病。调查表明,肥胖者冠心病的患病率是正常人的2~5倍,糖尿病的患病率可高出正常人的5倍。这对妇女以后的健康影响极大。

❷产妇营养太丰富,必然会使乳汁中脂肪含量增多,如果婴儿胃肠能够吸收,也易造成婴儿肥胖,并且患扁平足一类的疾病;若婴儿消化能力较差,不能充分吸收,就会出现脂肪泻,长期慢性腹泻会造成营养不良。

❸婴儿因受母亲乳汁脂肪含量过多的影响,还会发育不良,行动不便,成为肥胖儿。对其身体健康和智力发育都不利。

上篇 **六、运动健美从月子开始**

01 产妇适当锻炼有哪些好处?

产妇适当参加身体锻炼的好处:

❶参加锻炼有利于子宫的恢复,促进子宫内膜的修复和恶露排出,加速伤口的愈合,预防子宫后倾和子宫脱垂等疾病的发生。

❷参加锻炼可以促进恢复膀胱功能,有利于产后排尿,减少产后尿潴留和尿失禁,并可防止泌尿系统感染。

❸通过锻炼还能预防或减少产后腰背痛、便秘、痔疮等疾病的发生和发作,提高心肺功能,有利于体力恢复。

❹通过锻炼能增加食欲,促进乳汁分泌,提高泌乳质量,有利于新生儿的生长发育。

❺通过锻炼使产妇精神愉快,并有利于减肥,重塑健美的体型,也有助于恢复产妇的性活力。

02 患过哪些病症不宜运动?

需要注意的是,平时有某些疾病及在分娩中出现病症的产妇,均不宜过早锻炼,如高血压、心脏病、严重产伤、产后感染、产后大出血、产后体弱者、糖尿病产妇等,她们参加锻炼会加重病情。

03 产妇参加锻炼应注意什么?

在一般情况下,健康的产妇在产后24小时即可做适当运动。事实证明,产妇在分娩后进行必要的体质锻炼可以尽早恢复身体,预防产后常见疾病,并对恢复形体十分有益。

现代医学已充分证明，产妇分娩后如无异常情况，活动越早越好，有利于身体的全面恢复。产褥期锻炼可以促进血液循环，能使由于妊娠、分娩而处于紧张状态的肌肉复原。产褥期锻炼不需要场地和器械，在床上做即可，十分方便。

但锻炼必须注意以下几点，才能达到锻炼的目的。

❶锻炼一定要量力而行，循序渐进。产妇要根据自己的体质和产后情况，按各阶段要求锻炼内容，逐步实施，在运动强度、运动时间、运动幅度方面逐步提高，次数由少到多，并通过一段时间的锻炼，将运动量、运动时间逐渐增加，不要想一口吃个胖子，急于求成。

❷锻炼要适时适地，经常坚持，锻炼不要三天打鱼，两天晒网，要坚持，只有经常坚持锻炼，躯体各个部位，各系统才能得到连续的刺激，才有效果。锻炼时间可自己安排，身体状态不好时，可以少练一会儿，感冒等身体不适时不要强迫锻炼，锻炼内容可适当减少。

❸锻炼要注意安全，做好自我保护。

04 月子里产妇不宜参加的锻炼项目有哪些？

产妇参加运动是为了恢复身体和健美，凡不利于此目的的项目必须禁止。比如在月子里憋气、深蹲等过度增加腹压的动作就应不做，因为它会导致子宫脱垂、痔疮等疾病发生。剧烈的震动、大的跑跳动作、倒立动作可引起脏器位置改变，影响产后身体的恢复。

会阴切开或伤口未愈合前不要做髋关节大幅度外展运动，因为此动作对伤口的恢复、愈合不利，有时已愈合的伤口也会因此开裂。

05 顺产后可做哪些床上活动？

顺产后第二天开始，产妇在床上可以做一些简单的动作。

肢体活动 在床上做抬头、伸臂、抬腿等运动，小幅度地活动四肢，放松关节；产妇可每天做4～5次，每次5～6下。

肛门收缩 在任意时间，产妇都可以做收缩肛门及憋尿的动作，以促进盆底肌肉张力的恢复；每天30～50次。

胸膝卧位 为预防后位子宫的形成，顺产产妇24小时后于晨起或晚上睡觉前，各

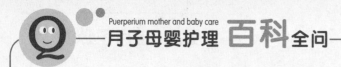

俯卧15分钟；从产后第10天起，早晚各做一次胸膝卧位。产妇做的时候以胸部贴床，抬高臀部，膝关节呈90度角左右；一开始，每次2～3分钟，以后逐渐增至15分钟。

仰卧起坐 自产后一周开始，产妇可做仰卧起坐运动，但要每天坚持，以逐步促进腹肌的恢复。

06 顺产后何时可以下床活动？

顺产的情况下，如果分娩过程顺利，产妇在分娩后的8小时就可以在床上坐一会儿；分娩后12小时可以下床慢慢走动、上厕所等；分娩后24小时则可以下地做些轻微的活动；2～3天内产妇可以在室内进行一些正常活动，比如自己洗脸、刷牙等，但是还不能做家务。产妇分娩后身体恢复得好，在医院复查没有任何异常的前提下，一个星期后即可到户外进行散步等轻微的活动。

07 剖宫产后何时可以下床活动？

对于剖宫产的产妇，分娩后的第二天可以在床上活动，或者扶着床沿走走；第三四天可以下床做些轻微的活动；而正常活动，则必须等到伤口愈合好，局部无红肿渗出和出血后才可以。

若产后恶露未完全干净，产妇最好不要活动过多。

08 产后第一次下床活动应注意哪些问题？

新产妇起床前，最好先在床上坐一会儿，适应一下，然后再慢慢起身，或者请家人、护士从旁协助。因为产妇在分娩时，出血、出汗较多，并且饮食不足，因此，在产后第一次起床时，容易因为体虚而头晕，如果猛然起身的话，经常会出现摔倒或者撞伤的情况。

09 产后可做哪些床下活动？

虽然产后尽早下床运动有很好的康复作用，但产妇一定要注意根据自身的情况适量运动。有些爱美的产妇急于恢复身材，在产褥期里便开始进行大运动量或较剧烈的运动，殊不知，这样很可能影响器官的恢复，还有可能影响剖宫产的刀口愈合。

产后刚刚下床可以做几种简单的运动。

呼吸运动 第一步，平卧、双手置于身体两侧。第二步，吸气，扩胸收腹，两臂慢慢高举至床头。第三步，呼气，手臂和胸肌复原。

抬头运动 第一步，平卧，双手托头部。第二步，利用腹肌收缩力前屈颈部，使颈部尽可能接触胸部。重复数次。

屈腿运动 第一步，仰卧，双臂置于体侧。第二步，双腿屈起，使大腿尽力靠近腰部。第三步，慢慢复原，重复数次。

缩肛运动 第一步，仰卧，屈膝。第二步，有节奏地抬高臀部，并模拟排大便后的缩肛运动。重复数次。

仰卧屈膝运动 第一步，仰卧、双臂弯曲置于头下。第二步，双腿屈起，然后慢慢放平，有节奏地重复。此运动一般在产后10天开始做，可预防子宫后倾。

10 剖宫产产妇参加锻炼有何要求?

剖宫产产妇应参加适宜的锻炼，并应与自然分娩的产妇有所不同。

剖宫产产妇在卧床休息后，如果没有任何并发症，可在拔掉尿管、排气之后开始做呼吸运动和四肢运动，如胸式呼吸，上肢的扩胸、开合、张开等。另外，在他人帮助下多翻身，最好4小时左右1次，以防止术后肠粘连。

正常进食后可下床活动，并且开始做腹式呼吸练习，做收缩肛门、憋尿等骨盆底肌及提肛门锻炼，在床上做一些仰卧举腿、屈腿、踏车式等活动，千万不要做使腹肌强烈收缩和拉伸腹部的运动，如仰卧起坐、仰卧背肌运动等，要减少或不做俯卧锻炼。

产后5～7天拆线后如果没有感染，体温正常，伤口无明显疼痛时，可开始做些腹部锻炼，如收鼓腹部、仰卧抬头等运动，锻炼时最好用腹带保护。千万少做或不做增加腹压的动作，如下蹲，以防影响深层伤口愈合。

分娩10天以后可逐步增加仰卧半起转体、摆膝与骨盆扭动，桥式挺身等动作。分娩半个月后可逐步做仰卧起坐、收腹举腿等动作，并增加散步时间等。满月后的锻炼与自然分娩产妇基本相同。

11 剖宫产产妇怎样做复原操？

剖宫产的产妇与顺产的产妇不同，为了避免在复原运动中伤口疼痛或不小心扯裂，产后的复原操最初是以呼吸为主，等到伤口愈合之后，再进行较大动作肢体伸展。

复原操的做法：

产后深吸运动 仰躺床上，两手贴着大腿，将体内的气缓缓吐出，两手往体侧略张开平放，用力吸气。然后一面吸气，一面将手臂贴着床抬高，与肩膀呈一直线。两手继续上抬，至头顶合掌，暂时闭气。接着，一面吐气，一面把手放在脸上方，做膜拜的姿势。最后两手慢慢往下滑，手掌互扣，尽可能下压，同时吐气，吐完气之后，两只手放开回复原姿势，反复做5次。

下半身伸展运动 仰躺，两只手手掌相扣，放在胸上，右脚不动，左膝弓起。将左腿尽可能伸直上抬，之后换右脚，重复做5次。

腹腰运动 平躺床上，旁边辅助的人，以左手扶住新妈妈的颈下方。辅助者将新妈妈的头抬起来，此时新妈妈暂时闭气，再缓缓吐气。辅助者用力扶起新妈妈的上半身，新妈妈在过程中保持吐气，最后，新妈妈上半身完全坐直，吐气休息，接着再一面吸气，一面慢慢由坐姿回到原来的姿势，重复做5次。

12 日常生活中如何有效锻炼？

产妇在日常生活中，如果合理安排锻炼，对产后的恢复也非常有利。

❶上楼不乘电梯，而是自己走楼梯，短距离出门不乘车，选择步行。

❷推着婴儿车带宝宝到户外，选择爬坡路，并快速行走。

❸在刷牙、洗澡、做饭、收拾屋子时，随时随地做收腹运动，锻炼腹部肌肉。

❹当接电话或做其他事情时，可抬起脚后跟，收紧腹肌并提臀；也可将一条腿屈膝抬起，使之尽量贴近上身，然后放下，两腿交换进行。这些运动都可以锻炼腿部和臂部肌肉，减少脂肪。

13 锻炼过程中有什么注意事项？

❶锻炼要适度，运动量的增加要循序渐进。

❷如果出现以下情形之一，应终止锻炼：任何部位出现疼痛或隐痛；阴道出血

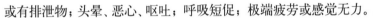

或有排泄物；头晕、恶心、呕吐；呼吸短促；极端疲劳或感觉无力。

③鞋应合脚，孕期和产后脚的尺寸变大，如果感觉孕前的鞋尺码小，要更换大号的。

④胸罩应有支撑能力，避免摩擦乳房或受到重力牵拉。

⑤运动后要饮水。

⑥锻炼前1小时最好吃点高蛋白和碳水化合物类食物。

⑦运动前要做预热运动，运动即将结束时，应缓慢停下来。

⑧运动中感觉不舒适，应及时停下。

14 为什么建议产妇运动前喂乳？

运动后，产妇体内会产生乳酸堆积，形成酸乳，而此时哺乳容易引起宝宝不适。所以产妇应尽量在运动前喂乳，或者先将母乳事先吸存于瓶内，保存到冷藏室内，再给宝宝喂奶。如果一定要锻炼之后给宝宝喂奶，最好在运动结束3~4个小时后进行。

15 产妇体质虚弱可做哪些运动？

头颈部运动 平躺，头举起，然后试着用下巴靠近胸部，保持身体其他各部分不动，再慢慢回原位，重复10次。这项运动有助于产妇收缩腹肌，使颈部和背部肌肉得到舒展。

胸部运动 平躺，手平放两侧，将双手向前直举，双臂向左右伸直平放，然后上举至双掌相遇，再将双臂向下伸直平放，最后回前胸复原，重复5~10次。这项运动可以帮助乳房恢复弹性，预防松弛下垂。

腿部运动 平躺，举右腿使腿与身体呈直角，然后慢慢将腿放下，交替同样动作，重复5~10次。这项运动的目的是促进子宫及腹肌收缩，并使腿部恢复较好曲线。

阴道肌肉收缩运动 平躺，双膝弯曲使小腿呈垂直，双脚打开与肩同宽，利用肩部及足部力量将臀部抬高成一个斜度，并将二膝并拢；数"1、2、3"后再将腿打开，然后放下臀部，重复做10次。这项运动可以帮助产妇的阴道肌肉收缩，预防产妇的膀胱、子宫、阴道下垂。

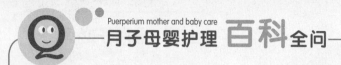
16 产后散步有什么好处？有哪些方法？

散步是产后最简便易行的运动，活动量适中，强度低并可随意调节，对肌肉、关节、心脏、血管、呼吸及神经系统都有好处。

散步地点应选择河边、湖旁或树林较多、空气新鲜的地方，如遇高坡，速度不妨减慢，以免跌倒或扭伤。散步时也要注意防风。

散步的方法有很多，可以根据个人的情况选择。

普通散步法 每分钟60～70步，每次30～60分钟。可增加心肺功能，减轻体重。

摆臂散步法 步行时两臂用力向前后摆动，可增进肩带和胸廓的活动，适用于有呼吸系统慢性病的患者。

摩腹散步法 轻松的散步和腹部按摩同时进行，可促进消化液的分泌及胃肠道的排空，有助于防治消化不良及便秘。

17 月子里能不能使用腹带恢复体形？为什么？

绝大多数妇女在怀孕之后，体形发生了很大变化，如身体发胖，腹部隆起，臀部变宽，大腿变粗了。产后进补过量，活动量减少，体形会变得更加臃肿。所以有不少新妈妈担心自己体形变得难看，刚生下宝宝后，就迫不及待地使用腹带或紧身内裤，把腰部、腹部、臀部裹得紧紧的，以为这样做就能使体形恢复如初。其实这样做不但不能使体形很好地恢复，反而会影响生殖器官及盆腔组织的复原，造成疾病。

正常分娩的产妇，产后用束腹带或穿紧身内裤，不仅无助于恢复腹壁的紧张状态，反而会使腹压增加，而产生后盆底支持组织及韧带对生殖器官的支撑力下降，可导致子宫下垂，子宫严重后倾后屈，阴道前、后壁膨出等。由于生殖器官正常位置的改变，可使产妇盆腔血液流动不畅，抵抗力下降，从而易引起盆腔炎、附件炎、盆腔淤血综合征等各种妇科疾病，严重影响产妇健康。

18 月子里什么情况能使用腹带？

如有以下特殊情况，产妇可适当使用腹带。

❶如果产妇是剖宫产，手术后的7天内用腹带包裹腹部，可促进伤口的愈合，减轻直立时伤口疼痛感。但腹部拆线后，则不宜长期使用腹带。

❷产妇身体过瘦或内脏器官有下垂症状，使用腹带对内脏有举托的功效，但当脏器复位后，应将腹带松解。

19 为何产后不宜太早瘦体健身?

有些产妇分娩后不久便迫不及待地开始瘦体健身，一心希望早日恢复姣好身材。但分娩后减重不宜太早开始。如果产妇的瘦身计划是要通过限制饮食或做有氧运动消耗热量来实现，那么应该在分娩后6周身体状况大致恢复以后再进行。如果产妇急于求成，特别是做剧烈运动，那将有可能影响伤口愈合和子宫复原，从而引起子宫出血、感染甚至子宫脱垂和阴道膨出。

20 怎样防止产后乳房下垂?

生小孩后造成乳房下垂有两种原因：一是哺乳时间过长。一般妇女生完孩子8个月后，乳汁明显减少，小孩1~1.5岁即可断乳，如果过长时间让小孩吃奶，乳房受了过分的牵拉，弹性降低，就容易发生下垂；二是有些妇女平时不注意锻炼，支撑乳房的胸大肌和固定乳房的韧带不够发达有力，不能很好地支撑和固定乳房，使乳房垂下来影响乳房健美。

为使乳房健美，产后不下垂，需注意以下几点。

❶哺乳时间不要过长，应在小孩1~1.5岁断奶。吃奶时距离乳房不可太远，防止过分牵拉乳房。

❷哺乳期的妇女，每天用温水洗乳房1次，不仅有利于清洁卫生，促进乳汁分泌，而且能够增加韧带的韧性，防止乳房下垂。

❸按摩乳房，小孩每次吃完奶后，应轻轻按摩乳房，每次10分钟，这样能促进乳房的血液循环，增强乳房韧带的弹性，防止乳房下垂。

❹戴上松紧合适的乳罩，把乳房兜起来，防止乳房下垂。

❺坚持做俯卧撑、扩胸运动，使胸部的肌肉发达有力，对乳房的支撑作用增强。这样不仅能防止乳房下垂，对防止驼背及体形健美都大有好处。

21 产妇按摩有什么好处? 应注意哪些事项?

中医认为按摩可改善经络传感，疏通气血运行，补益脏腑，活血化瘀，舒筋活络，理筋整复。

现代医学认为按摩的原理是通过各种手法的力学效应，使局部组织变形，组织内液变位、变换，产生体液调节，促进新陈代谢，以达到治病的目的；力学效应还会使各种感受器官兴奋，通过神经反射调整体内各系统、各器官的功能；力学效应也可直接纠正局部位置的异常。

对产妇而言，按摩作用很广泛，能促进淋巴回流，改善血液循环，调整胃肠运动状态，调整膀胱张力和括约肌张力等，这就可以促进产后各器官、各系统的恢复，预防和治疗腰背痛、腹痛、便秘、痔疮等各种产后疾病；还可以帮助恢复体力，消除疲劳；也能帮助减肥，恢复健康，通过改善皮肤代谢与营养，有利于美容，还有利于性生活的恢复。总之，按摩有利于产妇产后身体的恢复与保健。

按摩时要注意以下几点：

❶注意卫生。按摩的人（产妇自己或家人）手要清洁，指甲要剪短，不要戴戒指、手表、镯子等饰物，以免擦伤皮肤。天气寒冷时要注意手的保暖。

❷体位要舒适、牢靠，或坐或卧，要安排好。不要因为按摩造成疲劳或发生意外伤害。

❸按摩的力量应由轻到重，有一个试按的过程，不能突然用力，特别是丈夫给妻子按摩时，要充分考虑妻子的承受力和忍耐力，多询问感觉，以便及时调整力度。

❹按摩部位一般由大到小再到大，要逐步寻找最酸感部位，有严重伤痛的地方不要轻易按摩，须有医生指导。

❺按摩时间不宜过长。一般15分钟左右为宜，至于什么时间按摩，要根据产妇具体情况灵活掌握。

22 产后腰痛怎样自我按摩？

在月子期间，由于产妇的内分泌系统尚未得到调整，腹部肌肉也由于分娩而变得较为松弛，此时骨盆韧带也处于松弛状态，再加上分娩后照料宝宝要经常弯腰，或遇恶露排出不畅从而引起血淤盆腔，因此，产后腰痛是很多产妇都会出现的症状。

为了避免分娩后的腰痛，产妇平时应注意腰部保暖，坐姿时间不应过长，并要注意腰部的适当活动锻炼。在产褥期，产妇可以每天起床后做2～3分钟的腰部运动，这将有效预防和减轻腰痛。

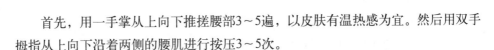

首先，用一手掌从上向下推搓腰部3～5遍，以皮肤有温热感为宜。然后用双手拇指从上向下沿着两侧的腰肌进行按压3～5次。

然后，双手握拳用拇指、食指面沿着腰肌从上向下交替叩击，以皮肤有温热感为宜。

最后，双手掌交替在腰骶部从上向下推摩，以皮肤有热感为宜。

23 产后颈肩部劳损怎样自我按压？

产妇可能因孕前工作或生活习惯，造成颈肩肌肉劳损，此时，再加上孕时的关节韧带松弛，还有在分娩后体质未复原时，长时间低头喂养婴儿，这都极易引发颈肩痛。产后产妇可以配合恰当的颈部功能训练，缓解颈肩部劳损。

首先，一手放于脑后颈部，用手从脑后发际往下拿捏到颈根，两手交替反复3～5次。

然后，一手放于胸前，按对侧肩井穴及肩周围，两手交替按压2～3分钟。用一手拇指交换按压颈后部风府穴至大椎穴3～5分钟。

最后，双手五指交叉，放于颈后部，同时头部做有节律的屈伸动作5～8次。

24 产后腕关节疼怎样按摩？

产妇过早过多地从事家务劳动或过多地抱小孩，会加重肌腱、关节、韧带的负担，容易使膝关节、手腕和手指等大小关节发生劳损性的疼痛。加之分娩后产妇体虚或使用冷水也容易使产妇发生腕关节痛。

产妇平时应注意时刻给腕部做适当的放松运动，如腕部屈伸法、抖腕法等，使腕关节得到放松从而减少疼痛的发生。当腕部疼痛发生时，可以自我按摩治疗：

首先，用一手按摩另一侧腕关节2～3分钟。

然后，用拇指点按另一侧腕关节痛点，同时另一侧腕关节做旋转运动1～2分钟。

最后，双手五指相互交叉做摇腕运动约两分钟。

25 骨盆松弛有何危害？

由于分娩的原因，骨盆容易变得松弛。由于骨盆支撑着上半身，所以骨盆一松弛，要通过臀大肌和臀中肌这类臀部上的肌肉以及腰部的肌肉来支撑，导致体形走

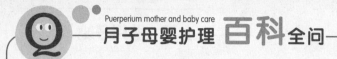

样，并容易发生腰痛以及肩酸等现象。甚至不能给脚上施出均等的力，严重的情况下，会造成步行障碍。另外，骨盆松弛容易引发内脏、子宫下垂，严重的情况还会发生子宫脱垂。

26 怎样做骨盆体操?

练一练骨盆体操有助于锻炼阴道、肛门括约肌力量，阴道松弛者也很适用。

卧式锻炼 靠床沿仰卧，臀部放在床沿，双腿挺直伸出悬空，不要着地。双手把住床沿，以防滑下。双腿合拢，慢慢向上举起，向上身靠拢，双膝伸直。当双腿举至身躯的上方时，双手扶住双腿，使之靠向腹部，双膝保持伸直。然后，慢慢地放下，双腿恢复原来姿势。如此反复6次，每天一回，可常年不辍。

立式锻炼 站立，双腿微分开，收缩两侧臀部肌肉，使之相挟，形成大腿部靠拢，膝部外转，然后收缩括约肌，使阴道向往上提的方向动，经过耐心锻炼，即可学会分清阴道和肛门括约肌舒缩，改善阴道松弛状态，提高阴道的夹缩功能，借以掌握夫妻同房时的舒缩能力，可使性生活和谐、美满。

27 产后怎样做盆底运动?

产后盆底运动的步骤如下：

❶产妇平躺，双手平放于身体两侧。

❷两侧双膝弯曲、张开与肩同宽。

❸用力将臀部抬离地面，同时紧缩肛门，维持5秒。

❹放下，调整呼吸。

产妇可以视具体情况，重复5～10次。这组运动有利于增强盆底肌，帮助盆底组织的恢复。

28 产后怎样做腿部运动?

产后腿部运动的步骤如下：

❶平躺于床上，双脚抬高、脚尖下压。

❷双手托着腰部护腰，双脚在空中踩脚踏车。

❸每次踩30下，放下双脚休息。

❹调整呼吸，重复3～5次。

这组运动能够改善血液循环，可防止腿部肿胀。

29 产后怎样做子宫复旧操?

子宫复旧操是指通过锻炼腹部，进而实现子宫复旧。另外，子宫复旧操还有塑形的效果。

❶仰卧床上，让两膝关节屈曲，然后两脚掌平放在床上，把两手放在腹部，进行深呼吸运动，让腹部一鼓一收。

❷仰卧床上，两手抱住后脑勺，稍抬起胸腹，然后把两腿伸直上下交替运动，幅度由小到大，由慢到快，连做50次左右。

❸仰卧床上，用两手握住床栏，两腿一齐向上跷。注意，膝关节不要弯曲，脚尖要绷直，而两腿和身体的角度最好达到90度。跷上去后稍停一会儿再落下来，如此反复进行，直到感到腹部发酸为止。

❹把两手放在身体的两侧，用手支撑住床，让两膝关节屈曲，两脚掌蹬住床，把臀部尽量向上抬，抬起后停止，大约4秒钟后落下；然后休息一会儿再继续。

❺把手放在身体两侧，两腿尽量向上跷，跷起来感觉像蹬自行车一样两脚轮流蹬，直到两腿酸沉为止。

❻站立在床边，用两手扶住床，两脚向后撤。让身体形成一条直线，然后两前臂屈曲，把身体向下压，停大概两三秒钟后，两前臂伸直，身体向上起，如此反复进行5～15次。

❼让自己的一条腿立在地上，支撑起整个身体的重量。而另一条腿则弯曲抬起，然后用支撑身体的那条腿连续蹦跳，每次20～30下，两条腿交替进行，直到腿酸为止。

30 怎样做增强背部肌的锻炼?

产妇产后如果感觉背部不适，可以通过以下锻炼来进行改善。

方法1 采取俯卧位（趴下），两上肢放到肩部两侧，胳膊肘弯曲，手置于肩头位置，手心向下，然后手臂用力撑起身体，但髋关节部要保持不动，仍与地板接

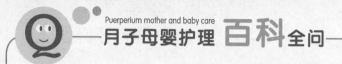

触，待产妇感觉到腰背部受阻时再让身体重新回到地板上，重复锻炼3～5次。

方法2 站立，两脚分开，与肩宽相同，两手放在后背部下方。慢慢呼气，同时腰背部向后弯曲，脸朝上，眼望天花板。腰背后弯的程度以感觉舒适为宜，不要过于弯曲以防摔倒。妈妈在给婴儿喂奶或换尿布后做这个锻炼更好。

31 如何做预防腹壁松弛的锻炼?

产后2～3周，如果产妇感觉很好，可以进行以下练习，每日2次。

方法 仰卧，用两个枕头撑住头及两肩，两腿弯曲并少许分开，两臂在腹部上面交叉。抬起头及两肩时，呼气，并用两手掌分别轻压腹部的两侧，好像把腹部的两侧紧压在一起。这种姿势要持续数秒钟，然后吸气，并且放松，重复做3次。

32 腰椎锻炼何时开始好?

大多数产妇在分娩后体重都有明显的增加，体重增加，腰椎的负担就会加重，成为腰痛的诱因。适当锻炼腰骶部及腹部的肌肉力量，可以增强腰椎的稳定性。最好是在分娩后两周左右开始锻炼。锻炼的方法很多。加强腰肌的办法有后伸运动，双手叉腰，身体后仰用力，持续几秒钟后还原，反复多次。加强腰肌的办法还有仰卧起，开始可以屈膝，或手臂助力进行，腹肌力量加强后可放手双腿进行。

33 如何通过锻炼预防尿失禁?

产后4～8周，产妇咳嗽、大笑或用力时有少量的尿液流出，是正常现象，可通过骨盆底锻炼增强肌肉的强度，康复受损肌肉，有效预防尿失禁。

方法1 慢慢收缩骨盆底肌肉，保持10秒钟，然后缓缓松弛下来，如此重复锻炼。

方法2 反复快速地收缩与放松骨盆底肌肉。

无论采取以上哪种方法，每天都应做5～10次，每次至少重复20遍。尽量养成在做其他事情的同时，进行这种锻炼的习惯。如在给婴儿喂奶、沐浴、刷牙等的时候进行，使盆底肌肉得到锻炼。

如果产妇出现持续流尿，应去医院咨询医生。

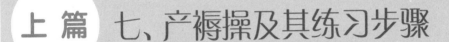

上 篇　七、产褥操及其练习步骤

01 做产褥操有何好处?

　　因为怀孕,产妇的骨盆底部肌肉被拉开,腹部肌肉也被拉到极限,而产褥操就是为帮助这些部位恢复到原来的状态而编排的。

　　在身体条件允许的情况下,做产褥操对产妇有很多好处。适当地活动身体肌肉,可以有效加速血液循环,让产妇的身体在分娩后早日复原。

　　另外,分娩后做产褥操还可以补充产褥早期起床活动的不足,以促进腹壁及盆底肌肉张力的恢复,对体型的复原有好处;同时,它还可防治产后膀胱及直肠膨出、尿失禁、子宫脱垂等,有利于产妇今后的身心健康和工作能力的恢复。

02 什么时候可以做产褥操?

　　正常分娩的健康产妇,在分娩后的第二天就可以下床活动,同时也可以开始做产褥操了。因为经过分娩后1天的休息,产妇的体力、精神已基本恢复,此时做些轻微的体操,对于促进血液循环及早日恢复各个脏器的生理功能很有好处。产妇可于晨起或入睡前,各俯卧15分钟,再做产褥操。

　　对于产程长、体力衰弱、手术分娩的产妇,则应根据产妇的体质和恢复情况,安排进行产褥操的时间及运动量。如行会阴侧切或剖宫产术的产妇,必须推迟至分娩后的第3日才可稍稍活动,待拆线后伤口不感疼痛时,再做产褥操。如果出现分娩后发热、严重的心血管疾病、大出血、肾脏疾病,会阴严重裂伤等情况的产妇,则不适于做产褥操。

　　如果产妇在做操时出现明显气短、心慌、头晕等现象,就要暂时停止锻炼。产妇应慢慢从轻微活动开始,逐渐增加到自己能适应的程度,不要强求。

03 产褥操有哪三宜?

产妇做产褥操的三宜:

第一宜,宜与体力恢复同步,不要过于疲劳。

第二宜,剖宫产的产妇,拆线后宜做准备运动,数月后再做产褥操。

第三宜,是指剖宫产的产妇最好用腹带束住腹部做操,因腹直肌还左右分开,中央分缝处还没有合拢。

04 产褥操有哪三忌?

产妇做产褥操的三忌:

第一忌,忌饭后马上做操,应饭后一小时再做操。

第二忌,有的动作忌做。若产妇会阴切开及有裂伤时,宜听从医生或助产士的指导,有的动作不能做。

第三忌,忌疼痛。产妇若发现哪儿有疼痛,应立即停下来,与医生或护士商量后再决定做不做,怎么做。

05 产褥操的基本动作有哪些?

腹部锻炼 仰卧位,将双手轻轻放在胸部,两腿并拢伸直,平放在床上,闭嘴,慢慢地做深吸气收腹动作,然后轻轻呼气,也就是运用腹肌,慢而深地呼吸,重复10次,每天2遍。产后第二天开始做至第四周末。有利于恢复松弛的腹部,增强腹肌弹性(图4)。

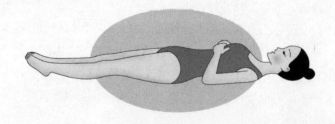

图4 腹部锻炼

颈部运动 仰卧位,保持身体呈直线,其他部位不动,抬起头尽量弯向胸部,重复

5次；每天2遍。产后第三天开始做至第四周末。有利于颈部和背部肌肉的舒展(图5)。

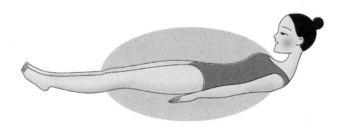

图5 颈部运动

胸部锻炼 仰卧位，两手臂左右伸直，上举至胸前，两手掌合拢，然后保持手臂伸直放回原处，重复5次，每天2遍。产后第三天开始做至第四周末。可增加肺活量，并使乳房恢复较好的弹性（图6）

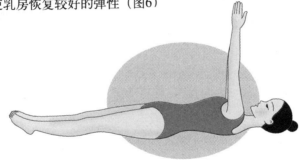

图6 胸部锻炼

臀部运动 仰卧位，一侧膝关节弯曲，让大腿尽量靠近腹部，脚尖绷紧，脚跟紧贴臀部，然后伸直放下，左右各5次，每天2遍。产后第七天开始做至第四周末。可促进臀部和大腿肌肉弹性恢复（图7）。

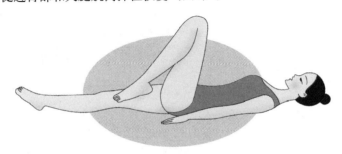

图7 臀部运动

腿部运动 仰卧位，先将一条腿缓慢尽量抬高与身体垂直，缓慢放下，另一条腿做相同动作，左右交替各5次，共10次，可加做将两腿同时抬起的动作5次，每天2遍，产后第十天开始做至第四周末。可以促进腹部及臀部肌肉的收缩，使腿部恢复较好的曲线（图8）。

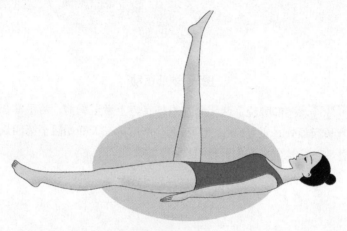

图8　腿部运动

盆底肌肉收缩运动 仰卧位，屈膝呈直角，两膝并拢，两脚分开，肩部支撑，挺起身体，抬高臀部，同时收缩臀部及盆底肌肉，重复5次，每天2遍。产后第十四天开始做至第六周末。对盆底肌肉张力的恢复，以及预防子宫脱垂、增强性功能都十分有益（图9）。

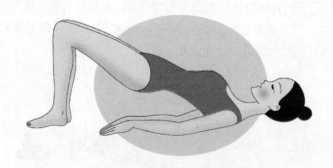

图9　盆底肌肉收缩运动

仰卧起坐 先屈膝仰卧，把手伸向身体的前方，起来再慢慢地躺下，产后1周开始。待腹肌力量稍微增加后，再练仰卧起坐。取仰卧位，两腿伸直，双手环抱头，上身坐起，肘部尽量向膝部靠近，反复5次，每天2遍（图10）。产后第十四天开始做至第六周末。可促进盆底及腹部肌肉的收缩。

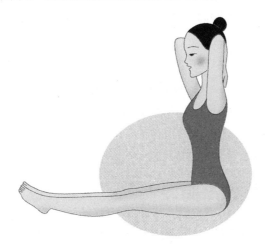

图10 仰卧起坐

膝胸卧锻炼 身体呈跪伏姿势，头侧向一边，双手伏于床上，屈臂，两腿分开与肩同宽，大腿与床面垂直，此动作保持3～10分钟，每天2次。产后第十四天开始做，不宜过早进行。若产后身体虚弱，也可用俯卧30分钟代替。可以帮助子宫恢复正常位置（图11）。

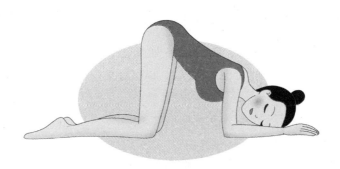

图11 膝胸卧锻炼

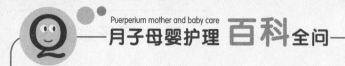
06 预防腰痛的运动怎样做?

由于产后经常给婴儿换尿布、洗澡,需要弯腰的时间多,所以产后腰痛的产妇很多。最好能想办法在台子上给孩子洗澡,减少弯腰的时间,同时配合着做一做能预防腰痛的体操,多有较好效果。可从产后2周左右开始进行。改善腰部功能,强健腰肌的运动要多做一做。

操作方法 两腿稍分开,一边呼气,一边将腰部慢慢地向前弯曲,双手碰到地板。起身,一边吸气,一边将上身慢慢地向后仰,上述动作交替进行。将手举过头顶,向左或向右转动上半身,再向相反的方向转动上半身。俯卧位,手放在背上,上半身和腿向后抬起,坚持5秒钟,反复10次。站立,使身体向后仰,用力持续5秒钟,反复10次。

07 第一天怎样做产褥操?

足部运动 仰卧位,双手放在两侧,腿伸直,脚跟着地,脚尖伸直,脚尖向内侧屈曲,使两脚掌相对,脚背伸直,两脚掌相对,以踝部为轴心,双脚做内外活动。重复10次,每天2遍。

手指的运动 伸直手臂,用力握拳,然后把手尽量地张开。重复10次,每天2遍。

按揉腹部运动 仰卧位,屈膝,平静呼吸,两手掌在腹部做圆圈式按揉,手下可触及球形的子宫,逆时针按揉5次。再顺时针按揉5次,每天2遍。

08 第二天怎样做产褥操?

提肛运动 仰卧屈膝,双脚并拢,收缩肛门,如同控制排便,重复3次。随着产后天数增加可逐渐增加次数,每天做2遍。如果会阴部有不适感或疼痛,可延迟做此项运动。

舒展运动 俯卧位,在头部和小腿下垫枕头,采用此种姿势充分舒展、放松休息30分钟。

仰卧抬头运动 撤掉枕头,双腿并拢伸直,一只手放在腹部,另一只手放在旁边。抬头,使眼睛能看到腹部上的手,稍停后复原。双手各做5次,每天2遍。

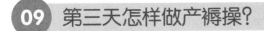

09 第三天怎样做产褥操？

腹背运动 仰卧位，深吸气，两臂伸直，两手触碰双膝，保持数秒，然后放松。重复5次，每天2遍。

下肢运动 仰卧位，双腿伸直，抬起左下肢，大腿与身体垂直，然后屈膝，使小腿与大腿成直角，再伸直放平，换右下肢。重复5次，每天2遍。

10 第四天怎样做产褥操？

腹肌运动 仰卧位，双手放在背下，在背部和床面之间留个缝隙。不要屏住呼吸，慢慢地绷紧腹部肌肉，使背部和床面之间的缝隙变小。重复10次，每天2遍。

骨盆运动 仰卧位，屈膝，双腿并拢，两脚掌平放于床上，双手掌向下平放两侧，双膝先向右侧倒，呼吸一次后放正，再向左侧倒。重复做5次，每天做2遍。

绷腿运动 脚尖交叉，上边的脚轻轻地叩打下边的脚两三次，然后像绷紧腰部肌肉似的使大腿紧张，两腿内收，猛然绷直到脚尖。保持此状态呼吸1次，再缓缓放松，恢复原状。左右各做5次，共计10次，每天2遍。

11 第五至七天怎样做产褥操？

抬腿的运动 仰卧位，屈膝，脚掌平放在床上，使大腿与床面呈直角，呼吸1次，抬腿使大腿更加靠近腹部，大腿恢复到与床面呈直角的位置，同时小腿伸直，一呼一吸后放下。两腿交替各5次，共计10次，每天2遍。

按摩上肢运动 用手掌和手指从上到下按摩上肢的外侧，然后用相同的方法按摩上肢的内侧。左右交替共计10次，每天2遍。

扭动骨盆运动 仰卧位，屈膝，脚掌平放在床上，手掌向下平放在两侧，双腿并拢，先向右侧倒，呼吸一次后，再向左侧倒。左右各5次，每天2遍。

举落手臂运动 仰卧位，双手平伸，深吸气，一边呼气，一边两手上举，在胸部上方，手掌合拢，再吸气，同时手臂恢复原状。重复5次，每天2遍。

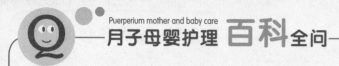

12 做产褥操应注意哪些事项?

❶征得医生、护士的许可，要在她们的指导下进行。

❷剖宫产后的产妇应从拆线后，在医生的指导帮助下开始做。

❸会阴切开或有裂伤者，伤口不适，未恢复前，避免进行盆底肌肉恢复的锻炼。

❹腹直肌分离的人，绑上腹带后锻炼为宜。

❺锻炼强度以不过度疲劳为限。

❻身体不好、发热时不要做操。

❼发现哪儿有疼痛时，应立即停下来，与医生或护士商量。

❽产妇血压持续高、贫血及有其他并发症者不要做操。

另外，体质虚弱、有较严重贫血及其他产后并发症、产褥感染等情况的产妇，不宜急于做产褥操。

13 做产褥操怎样才能取得良好的效果?

做产褥操要想取得良好的效果，要注意以下几点：

❶室内空气要新鲜，温度适宜，锻炼时心情愉快，着装宽松。

❷做产褥操应从轻微的运动开始，逐渐加大运动量。要与体力恢复同步，不要过于疲劳。

❸饭后不要马上锻炼。

❹做操前应排尿、排便。

❺须坚持每天锻炼。

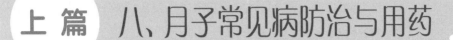

上 篇 八、月子常见病防治与用药

01 何为产褥感染？产褥感染的原因有哪些？

产褥感染，是由于病菌侵入生殖道而引起的，是产妇产后较易患的比较严重的疾病，也是引起产妇死亡的重要原因之一。

引发产褥感染的原因较多，比如，接生员的双手及接生用具消毒不严格，将病菌带入了生殖器官；或产妇身体其他部位如呼吸道、消化道、泌尿道等存在炎症性病变，也可通过血液、淋巴或双手直接将病菌传入生殖器官而引起感染。

另外，如果产妇在临产前进行过性生活或盆浴，均可导致产褥感染；分娩过程中对子宫、子宫颈、阴道等造成的损伤，也为感染提供了机会；同时，产妇在分娩过程中体力消耗很大，产后身体虚弱，抵抗力下降，也是产妇容易发生产褥感染的一个原因。

02 产褥感染的症状有哪些？

产妇发生产褥感染后，由于感染部位不同，表现出来的症状也不同：

❶会阴裂伤和侧切伤口感染，是一种常见的感染，表现为伤口红肿，缝线针头处化脓，病人自觉会阴伤处热痛，出现小便困难，但一般不会发热，只要及时治疗，炎症会很快消退。

❷发生阴道感染时，阴道黏膜表现红肿、溃烂且带有脓液，此时病人常有低热。

❸子宫内膜感染，产妇自觉下腹疼痛，白带增多，且多为脓性，有臭味，同时体温升高，可达38℃以上，此时如能及时治疗，感染会很快得到控制。如果不及时治疗，炎症可继续扩散，侵入子宫肌层或子宫周围组织，产妇会感到下腹剧痛，全身不适，体温可升高到40℃，并打寒战。如果炎症再不能控制，便会蔓延到腹

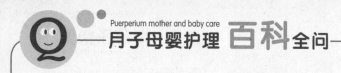
腔，引起弥漫性腹膜炎，病情表现更为严重，除高热、寒战外，腹痛进一步加剧，出现恶心、呕吐，呼吸急促，神志不清，有少数病人会发生败血症、毒血症，如抢救不及时，则可造成死亡。

因此，一旦发生产褥感染后，一定要及时、彻底地进行治疗，以防炎症扩大、蔓延和留下后遗症。特别是产妇如在产后出现体温升高等症状，不要以为是感冒而忽略了，一定要及时到医院去检查治疗。

03 如何防治产褥感染？

产褥感染的治疗原则是抗感染，辅以整体护理，局部病灶处理，手术或中药等治疗，以及增强产妇的抵抗力。

为防止产褥感染，要特别注意预防。预防应从怀孕期间开始。怀孕期间要注意清洁卫生，积极治疗原有的感染病症。在怀孕的最后一个月及产后42天中，一定禁止性交，不能洗盆浴。

分娩时，如果发生胎膜早破、产程延长、产道损伤、产后出血，应及时进行抗感染治疗。产妇在分娩时，要尽量多吃东西，多饮水，多休息，以增加身体抵抗力。

分娩后，产妇要注意饮食营养，尽量早期下床活动，及时小便，以避免膀胱内尿液潴留，影响子宫的收缩及恶露的排出。同时要注意产后会阴部的清洁卫生，最好使用消过毒的卫生纸和会阴垫。

04 什么是产后大出血？有何危害？

胎儿娩出后24小时内，阴道出血量超过500毫升时为产后大出血。这是造成产妇死亡的重要原因之一，发生率占分娩总数的1‰～2‰，一般多发生在产后2小时以内，如在短时间内大量失血使产妇抵抗力降低，就容易导致产褥感染。产后大出血导致失血性休克时间过长，还可因脑垂体缺血坏死，以后出现席汉综合征（Shee hansgnd rome），甚至危及生命。

05 发生产后大出血的原因有哪些?

❶有些产妇在分娩时精神过于紧张,导致子宫收缩不好,是造成产后出血的主要原因。在正常情况下,胎盘从子宫蜕膜层剥离时,剥离面的血窦开放,常有些出血,但当胎盘完全剥离并排出子宫之后,流血迅速减少。但是,如果产妇精神过度紧张及其他原因,造成子宫收缩不好,血管不能闭合,即可发生大出血。

如产妇精神过度紧张,产程过长,使用镇静药过多,麻醉过深,也可造成胎盘收缩无力,出现大出血。

❷羊水过多、巨大儿、多胎妊娠时,由于子宫过度膨胀,使子宫纤维过度伸长,产后也不能很好地恢复;生育过多过密,使子宫肌纤维有退行性变,结缔组织增生,肌纤维减少而收缩无力等,也是造成产后大出血的原因之一。

❸胎盘滞留、胎盘剥落不全、胎盘粘连等,都可造成大出血。

❹凝血功能障碍:产妇患有血液病、重症肝炎,其后果也很严重,必须高度重视。分娩时应到有条件的医院,以免发生意外。

06 预防产后大出血的措施有哪些?

❶孕前产前要认真全面地检查,如有血液病、肝炎、白血病等疾病,要积极治疗,必要时要及时终止妊娠。否则,分娩时分娩后会因为凝血功能障碍而引起大出血。

❷妊娠前要注意避孕,因多次人工流产易致子宫内膜受损而导致子宫内膜炎,子宫内膜炎又可引起胎盘粘连而产后出血。有过多次刮宫史的产妇,应提前入院待产,查好血型,备好血,以防分娩时发生意外。另外要积极治疗妊娠并发症,如胎盘早剥、羊水栓塞、死胎等。

❸在分娩过程中,产妇要克服精神过度紧张,因精神过度紧张会引起宫缩乏力,从而导致胎盘滞留,引起产后出血。另外,在分娩时不要使用过多的镇静药、麻醉药,以免使宫缩乏力而引起产后出血。

❹积极处理产程。在分娩过程中,医生会及时发现异常头先露或其他阻塞性难产,避免产程延长,因为产程延长会引起子宫收缩乏力,引起出血。

❺胎儿娩出后不要粗暴按摩子宫,否则会引起胎盘嵌顿。

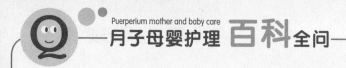

⑥产妇尿液要及时排出膀胱，否则因充盈的膀胱影响子宫收缩，而阻碍胎盘排出。

防止产后大出血，产妇和医生要协作，互相配合。

07 什么是晚期产后出血？有何危害？

分娩24小时后，产褥期内发生的子宫大量出血，称晚期产后出血。以产后1~2周发病最常见，少数迟至6~8周。表现为阴道间断或持续流血，或为急剧大量出血，常因失血过多而致严重贫血、失血性休克和感染等。随着剖宫产率的增加，发生术后的晚期产后出血，近几年明显上升。

08 引发晚期产后出血的原因有哪些？

①胎盘胎膜残留为最常见的原因。

②子宫复原不全、胎盘附着部位复原不全。

③剖宫产术后晚期出血，多发生于术后2~6周。多因切口影响子宫收缩，或缝线溶解、松脱或感染使刀口裂开；或因缝线过密造成局部缺血坏死；或切口选择过低，接近宫颈外口，此处组织结构以结缔组织为多，故愈合能力差，出血较为严重。

④其他原因。如滋养细胞疾病、子宫黏膜下肌瘤、子宫颈癌、性交损伤等，均可导致晚期产后出血。

09 晚期产后出血有哪些临床表现？

一般产妇在分娩24小时后，都会有少量的血性液体从阴道流出来，且随着时间的推移，这种现象会渐渐消失。但个别产妇产后5~6天，仍存在子宫大量出血，这便是不正常的现象了。这种晚期出血应引起高度重视。晚期产后出血多发生在分娩后数日，甚至20~30天之后，可以表现为产后持续阴道出血、少量、中量或大量出血。不同原因所致的出血期临床表现有所差别，如剖宫产后的出血者可能发生在产褥末期，多表现为急性反复大出血。胎盘、胎膜残留、胎盘息肉所致的大出血，在发生大出血前可连续有少量阴道出血，恶露增多，但一般无腹痛症状，失血过多过急，可致休克，应引起高度注意。

10 如何预防晚期产后出血?

因引起晚期产后出血的原因大多是医源性的,这就要求医护工作人员在胎盘娩出后,必须仔细检查胎盘或胎膜有无残留,胎膜边缘有无断裂的血管残痕,及时处理。剖宫产的子宫切口的缝合松紧间隔要适当,如出血要注意很好的止血后再关闭腹部切口。但是对于产妇自己来讲,应该警惕,如产后阴道出血时间较长,或伴有异味应及时就医,提高自我防范的能力。

11 如何治疗晚期产后出血?

❶产后有少量或中量流血、持续不净者,可给予缩宫素、麦角新碱、益母草膏、云南白药等止血,促进子宫收缩;同时给予足量广谱抗生素抗感染治疗,辅以维生素等支持疗法。

❷对疑有胎盘、胎膜残留或胎膜附着部位复旧不全者,刮宫多能奏效。

❸对剖宫产后流血病人的处理原则是用宫缩药和抗生素。

❹如有滋养细胞或其他肿瘤者,应做相应的治疗。

12 如何防止产后伤风感冒?

产妇分娩后10天内,一般出汗较多,这是因为要通过排汗协助排出体内多余的水分,属正常生理现象。但是,出汗过多,毛孔张开,如受风寒,极易感冒、咳嗽,不但对产后健康恢复不利,还会并发其他疾病,如果长期不愈,会给产妇留下病根,造成痛苦。

为了防止感冒,必须抵御风寒,因此,产妇穿衣要适当,不要穿得过少,也不要穿得过多,更不能一会儿穿,一会儿脱,造成身体对外界抵抗力的降低。夜间或白天盖被子也要适当,不可开始盖得很多,夜间又踢开被子,造成汗后受寒。不要接触感冒病人,以免被传染,卧室要通风,保持室内空气新鲜。

13 引起子宫复旧不全的原因有哪些?

分娩后子宫缩复的快慢,与产妇的年龄、分娩次数、身体健康状况、分娩的性

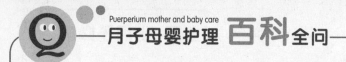
质、是否哺乳等都有关系。凡是年龄大、分娩次数多、身体健康差的子宫复旧均比较慢，产程长或难产者复旧也慢。产后自己哺乳，可以反射性地促进子宫收缩复旧。

如遇到以下情况，子宫复旧则更差：①子宫蜕膜剥离不全；②子宫内有胎盘或胎膜滞留；③子宫肌瘤；④子宫过度后倾后屈；⑤子宫畸形等。

14 子宫复旧不全的症状有哪些？

子宫复旧不全表现为腰痛、下腹坠胀、血性恶露淋漓不尽，甚至大量出血。即使恶露停止，白带、黄带必定增多，子宫位置后倾。子宫稍大且软，或有轻度压痛。如果不及时治疗还可能导致永久性子宫改变。例如结缔组织增生、子宫增大、哺乳期后月经量多、经期延长。产褥期发生上述现象，要去看医生，采取治疗措施。

15 子宫复旧不全的治疗措施有哪些？

❶服用子宫收缩药：生化汤每日一付，或鲜益母草胶囊，每次3粒，每日3次，3～5天为1个疗程。中药益母草膏，可坚持常服，每日2～3次，每次1汤匙冲服。

❷产妇卧床休息时不要总仰卧，要经常变换体位，防止子宫后倾。

❸子宫后位者，要做产妇保健操，尤其是膝胸卧位，以矫正子宫后倾，每日2次，每次10～15分钟。

❹如有炎症，要选择合适的抗生素控制感染。

❺产后长时间出血或有大出血应及时到医院就诊。

16 什么是子宫脱垂？其程度如何划分？

子宫脱垂是指支撑子宫的骨盆底部组织受损伤或薄弱，致使子宫从正常位置沿阴道下降，子宫颈外口位置降至坐骨棘水平以下，甚至子宫全部脱出阴道口外的一种生殖伴邻近器官变位的综合征。

子宫脱垂根据脱垂的程度分为三度（如图12所示）。轻度子宫脱垂（Ⅰ度），子宫颈外口位于坐骨棘以下水平。此类病人大多数没有什么感觉，有的可在长期站立或重体力劳动后感到腰酸下坠；中度子宫脱垂（Ⅱ度）部分子宫颈或子宫体脱出阴道外；重度子宫脱垂（Ⅲ度），即整个子宫颈与子宫体全部暴露于阴道口外。

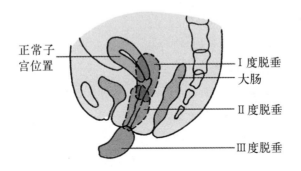

正常子宫位置 ── Ⅰ度脱垂
── 大肠
── Ⅱ度脱垂
── Ⅲ度脱垂

图12　子宫脱垂分度

17 产后子宫脱垂的症状有哪些?

产妇如发生子宫脱垂，就会感到下腹、外阴及阴道有向下坠胀感，并伴有腰酸背痛。若久立、活动量大时，这种感受更加明显，倘若病情继续加重，严重者将影响活动。如果属于早期子宫脱垂或症状较轻者，可取平卧位或稍坐一会儿，即可使阴部恢复常态；重症子宫脱垂则不易恢复，即使用手帮助回纳，起立后仍可向外脱出。

如果子宫脱垂的同时，还伴有膀胱膨胀，往往会有尿频、排尿困难或尿失禁等；倘若子宫脱垂兼有直肠膨出，还可出现排便困难。

18 引起产后子宫脱垂的原因有哪些?

❶急产，即产程从子宫正常阵缩到胎儿娩出少于3小时时，由于骨盆底组织和阴道肌肉没有经过渐进的扩张过程，而被突然的强大胎头压迫撕破，又未能及时修补，就会造成子宫脱垂。

❷滞产，也容易造成上述情况，形成子宫脱垂。

❸多产使盆底组织松弛。

❹产后过早做增加腹压的劳动。

19 如何预防子宫脱垂？

❶不要生育过多、过密，以免影响母体健康。

❷产后如有组织破裂，必须及时修补。

❸产后24小时，应开始做俯卧体操，每天2～3次，每次15分钟，这样可使子宫位置尽快复原到正前倾位。

❹积极治疗易使腹压增加的慢性疾病，如便秘、咳嗽等。

❺充分休息，产后生殖器官恢复正常需42天，在此期间应充分休息，避免过早参加重体力劳动，如挑重担、肩背和手提重物以及长时间下蹲等活动。

❻卧床休息时，不要总仰卧，要经常变换休息姿势。

20 如何治疗子宫脱垂？

如果已发生子宫脱垂可采取以下方法治疗：

轻度子宫脱垂病人，着重体育疗法与补气升提疗法。

(1)体育疗法

缩肛运动 用盆底肌肉收缩法将肛门向上收缩，就如同大便完了收缩肛门那样。每天做数次，每次收缩10～20下。

臀部抬高运动 平卧床上，两脚踏起，紧贴臀部，两手臂平放在身体两侧，然后用腰部力量将臀部抬高与放下。每天2次，每次20下左右，并逐步增多次数。

下蹲运动 两手扶在桌上或床边，两足并拢，做下蹲与起立动作，每日1～2回，每回5～15次。但要注意，平时要防止空蹲，如需蹲下，最好放一个凳子。

(2)补气升提疗法

补中益气汤，或针灸百会、关元、中极、三阴交、太冲等穴位，即可见效。

中、重度子宫脱垂，应到医院妇产科诊治。

21 如何防治产后恶露过期不止？

产后恶露一般持续20天左右即净，若过期仍然不干净，就要采取防治措施。

(1)若产后恶露淋漓不尽，超过20天仍不干净，量多，颜色淡红，质清稀，无臭气，产妇感到疲倦无力，要请医生诊治，同时参考下列方法配合治疗。

①采用食疗法，如淮药粥、赤豆粥、芡实粥、人参粥、人参山药乌鸡汤等。

②应绝对卧床休息，尽量减少活动，以免行走、站立会使中气下陷，导致子宫下垂。

③注意保持产妇卧室清洁整齐，夏天应做到凉爽通风，不使产妇出汗过多，但不可吹过堂风；冬天注意保暖并保持室内湿度，不可使空气干燥。

(2)若产妇素体强壮，产后恶露多，过期不净，颜色鲜红或紫红，质黏稠，有臭气味，自觉发热、口干咽燥等现象，除求医用药外，尤其饮食要注意新鲜、清洁卫生，预防热邪侵袭。因产妇阳气亢盛，饮食应清淡，多食新鲜水果，如梨、橙、柚子、苹果等，洗净切块煮热温食。蔬菜宜多食萝卜、菠菜、藕、冬瓜、丝瓜等，还可常吃苋菜粥、藕汁粥、青萝卜粥、菠菜粥等。平时要多饮水，忌吃辛辣、煎炒、油腻的食物。

(3)若产妇在月子中过于悲伤、忧愁，或过于思虑、操劳，造成恶露过期不止，除改变其外部条件外，还应避免他人语言刺激，帮助产妇排解忧愁，给予开导、安慰，或请心理科医生诊治。

22 怎样防治产后恶露不下？

如果分娩后恶露停蓄胞宫不下，或所下甚少，致使浊瘀败血停蓄，可引起腹痛、发热等症，称为恶露不下。其防治方法有以下几种。

❶注意观察恶露的性状：恶露一般可持续20天左右，若恶露始终是红色，或紫红色，有较多瘀血块，其量不减，甚至增多，时间超过20天或所下极少，均属于病理情况，应引起注意。

❷若分娩时产妇感受寒邪、过食生冷引起恶露被寒所凝滞，产生下腹疼痛，按之更甚，痛处可触及肿块，恶露极少，可采用按摩法：产妇取半坐卧式，用手心从心下擦至脐，在脐部轻轻揉按数遍，再从脐向下按摩至耻骨联合上缘，再揉按数遍，如此反复按摩10～15次，每天2次。也可以热熨，可选艾叶、陈皮、柚子皮、生姜、小茴香、桂皮、花椒、葱、川芎、红花、乳香等，任选2～3味适量，炒热或蒸热，用纱布包扎，外熨痛处。再者，多吃醪糟蛋或多吃鲤鱼，另外，卧室应保暖，防止风寒外袭。

❸若分娩后产妇情志不舒，或因操劳过度，或困扰悲伤过度，而致恶露不

下，可采用热熨，选用陈皮、生姜、花椒、乳香、小茴香等1～2味，炒热包熨下腹；也可用薄荷6克、生姜2片泡开水当茶饮；一定要保持精神愉快，避免各种影响情志的因素。

23 产后腹痛由什么原因引起？有哪些症状表现？

引起产后腹痛的原因：

❶子宫收缩复旧，在产后的最初几天，新妈妈会感到下腹有阵阵的疼痛，尤其是在宝宝吃奶的时候更加明显，造成这种疼痛的原因是子宫收缩，这是正常的生理现象，它有利于子宫复旧，减少产后出血。

❷血虚引起的腹痛：产妇在分娩过程中由于失血过多，或者本来素体气血虚弱，冲脉、任脉空虚，因而产生腹痛。

主要症状表现为：小腹隐隐作痛，延绵不断，腹部喜用热手揉按，恶露量少，色淡红、清稀，或兼见头晕眼花、耳鸣、身倦无力，或兼大便结燥、面色萎黄。

❸调养不慎引起的腹痛：产妇在月子里若起居不慎，饮食受生冷，或腹部受侵风寒，冷水洗涤，使寒邪乘虚而入，血脉凝滞，气血运行不畅，不通则痛。有的产妇产后因过悲、过忧、过怒，肝气不舒，肝郁气滞，则血流不畅，以致气血淤阻，也会造成腹痛。也有的因产后立、蹲、坐、卧时间过长，长久不变换体位，引起淤血停留，而致下腹疼痛坠胀，甚至引起腰酸、尾骶部疼痛。

主要症状表现为：产后小腹疼痛，喜温喜按，或喜温拒按，热敷则减轻。由情志不畅引起者常矢气则痛减。恶露量少、涩滞不畅、色紫暗常夹血块，或兼胸胁胀痛、四肢欠温。

❹生殖道感染，尤其是盆腔内感染，此时表现为持续性痛疼，腹部有压痛、肌紧张，并可伴发烧。

24 怎样防治血虚引起的腹痛？

❶卧床休息，保证充分睡眠，避免久站、久坐、久蹲，防止子宫下垂、脱肛等发生。

❷加强营养，可选择食用一些药膳，如人参粥、扁豆粥、猪肾粥、枣杞鲫鱼汤、当归生姜羊肉汤、黄芪当归鸡汤、参枣羊肉汤等。

❸大便结燥者可服麻仁丸，早晚服蜂蜜1匙。多吃新鲜蔬菜、水果，如香蕉、红薯、西瓜、西红柿等，以润肠通便。

❹用热毛巾热敷痛处，或用灸条灸关元穴（膝下3寸，即膝下约3横指）、中极穴（脐下4寸，即脐下4横指），或用盐炒热装布袋热熨痛处，或熨关元穴、中极穴。

❺若恶露量多，或有创伤流血不止者，必须尽快请医生止血。

25 怎样防治调养不慎引起的腹痛?

❶小腹部热敷法：用热毛巾热敷痛处，或热敷脐下5厘米处的气海穴、脐下13.2厘米处的中极穴。

❷按摩法：用热手按摩下腹部。方法是先从心下揉至脐，在脐周作圆形揉按数遍，再向下揉至耻骨联合（阴毛处的横骨）上方，再作圆形揉按数遍，然后将热手置于痛处片刻，又重复上述动作，但在作圆形按摩时方向应与前次相反，如此反复按摩，每次10～15遍，早、晚各1次。

❸热熨法：选用中药肉桂10克，干姜12克，小茴香10克，艾叶20克，陈皮20克，吴茱萸10克，木香15克等温热药适量，以水浸润炒热装袋，趁热温熨痛处，冷了再加热，每次熨10～15分钟。

❹服益母草膏1匙，每日3次，以化淤止痛。

❺加强食疗：可选用生姜红糖汤、醪糟蛋、益母草煮醪糟、当归生姜羊肉汤、羊肉桂心汤。小腹胀痛、胸胁胀满者，可多食柑橘、金橘饼、韭菜。忌食生冷瓜果、饮料。

❻产妇应保持心情愉快，避免各种精神刺激。

❼注意保暖防风，尤其要保护下腹部，忌用冷水洗浴。

❽不可久站、蹲下、久坐、一种姿势睡卧，这些持久体位容易造成盆腔淤血，因此应注意随时改变体位，适当活动。

26 何为盆腔静脉曲张? 由什么原因引起?

盆腔静脉曲张，是指盆腔内长期淤血、血管壁弹性消失、血流不畅、静脉怒张弯曲的一种病变。此病好发于产妇和体质较差的妇女。

造成盆腔淤血的原因很多，最主要是由于妊娠期子宫胀大，压迫盆腔血管，血液回流受阻，引起淤血；或产后调养失宜，盆腔血管复旧不良；产后久蹲、久站、久坐、长期便秘等，也是主要原因。

由于盆腔淤血，可引起下腹疼痛、恶露多、白带增多，并出现尿频、尿急等现象。

27 怎样防治产后盆腔静脉曲张？

❶产后要注意卧床休息，随时变换体位，避免长时间的下蹲、站立、坐的姿势。

❷保持大便通畅，若有便秘发生，应早、晚服蜂蜜1匙，多吃新鲜蔬菜、水果。

❸经医院确诊为盆腔淤血后，可按摩下腹部，用手掌在下腹部做正反方向圆形按摩，并同时在尾骶部进行上下来回按摩，1日2次，每次10～15遍。

❹用活血化瘀、芳香理气药热熨，可选川芎、乳香、广香、小茴香、路路通、红花等各15克，炒热盛布袋中，熨下腹部、腰脊和尾骶周围。

❺缩肛运动：将肛门向上收缩，如大便完了时收缩肛门一样，每天做5～6次，每次收缩10～20次。

❻平卧床上，两脚踏床，紧靠臀部，两手臂平放在身体两侧，然后腰部用力，将臀部抬高、放下，每天做2次，每次20遍左右，以后可逐渐增加。

❼手扶桌边或床边，两足并拢做下蹲、起立，每天2次，每次做5～10遍。

❽如果症状较严重者，除做以上锻炼外，还可采用膝胸卧位，即胸部紧贴床，臀部抬高，大腿必须与小腿呈直角，每天2次，每次15分钟左右，这种位置可使症状很快缓解。

❾卧床休息时，最好采取侧卧位。

❿在可能的情况下，卧床可采取头低足高位。

28 引起产后腰腿痛的原因有哪些？

产后腰腿痛是因骶髂韧带劳损或骶髂关节损伤所致。其主要原因：

❶产后休息不当，过早的久站和久坐，致使产妇妊娠时已松弛的骶髂韧带不能恢复，造成劳损。

❷产妇在分娩过程中引起骨盆各种韧带损伤，再加上产后过早劳动和负重，增加了骶髂关节的损伤机会，引起关节囊周围组织粘连，妨碍了骶髂关节的正常活动所致。

❸产后起居不慎，腰骶闪挫以及腰骶部先天性疾病，如隐性椎弓裂、骶椎裂等诱发腰腿痛，产后更剧。

29 产后腰腿痛有哪些症状表现？如何预防？

产后腰腿痛的主要表现，多以腰、臀和腰骶部疼痛日夜缠绵为主，部分病人伴有一侧腿痛。疼痛部位多在下肢内侧或外侧；有的可伴有双下肢沉重、酸软等症。预防措施如下：

❶产妇产后要注意休息和增加营养，不要过早久站和久坐，更不要过早劳动和负重。

❷避风寒，慎起居，每天坚持做产后操，能有效地预防产后腰腿痛。

30 什么是哺乳性颈背酸痛症？由什么原因引起？

有一些产妇在给小孩喂奶后，常感到颈背酸痛，随着喂奶时间的延长，症状愈加明显，此为哺乳性颈背酸痛症。引起颈背酸痛的原因如下：

产妇不良的姿势　一般乳母在给小孩喂奶时，都喜欢低头看着小孩吮奶，由于每次喂奶的时间较长，且每天数次，时间长了，就容易使颈背部的肌肉紧张而疲劳，产生酸痛不适感。另外，也有的产妇，为了夜间能照顾小孩，习惯固定一个姿势睡觉，造成颈椎侧弯，引起单侧的颈背肌肉紧张疲劳，也会引起颈背酸痛。

女性生理因素与职业　由于女性颈部的肌肉、韧带张力与男性相比显得相对较弱，尤其是在产前长期从事低头伏案工作的女性，如果营养不足，休息不佳，加上平时身体素质较差，在哺乳时就更容易引起颈、背、肩的肌肉、韧带、结缔组织劳损而引发疼痛和酸胀不适。

产妇自身疾病　一些乳母由于乳头内陷、小儿吮吸时常含不稳乳头，这就迫使做母亲的要低头照看和随时调整小儿的头部，加之哺乳时间较长，容易使颈背部肌肉出现劳损而感到疼痛或不适。此外，乳母患有某些疾病，如颈椎病，也会加剧神经受压的程度，导致颈背酸痛等。

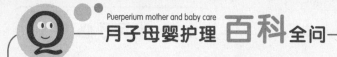

31 如何预防颈背酸痛？

❶要及时纠正不良喂奶姿势，避免长时间低头哺乳。

❷在给小孩喂奶过程中，可以间断性地做头后仰、颈向左右转动动作。夜间不要习惯于单侧睡觉。平时要注意活动颈部。

❸要在孕期及时纠正乳头内陷，治疗颈椎病，消除诱因。

❹注意颈背部保暖，夏天避免电风扇、空调直接吹头颈部。

❺加强营养，必要时进行自我按摩，以改善颈背部血液循环。

32 什么是伸腕肌腱炎？有何症状？

在分娩时，产妇皮肤毛孔、关节打开，加之产后气血两虚，容易使风寒滞留于肌肉和关节中，又因照顾宝宝及家务劳累，使得肌肉关节受到损伤，引起伸腕肌腱炎和腕管综合征。

伸腕肌腱炎引起的疼痛以大拇指和手腕交界处最为明显，特点为腕部酸痛或疼痛，握拳或做拇指的伸展动作时，如写字、握筷子、举杯子及拿奶瓶等疼痛加剧，在手臂上可以见到条索状肿胀物，如不及时治疗和休息，疼痛会日益加重。腕管综合征是手臂正中神经在腕管内受累于发炎肿胀的肌肉，引起手指疼痛麻木。产妇开始仅表现为刺痛，经常在睡眠中痛醒，然后活动一下手指会很快消失。但若不及时治疗，数月后还会出现手掌内外肌肉萎缩。

33 怎样缓解伸腕肌腱炎？

❶月子里注意避免不要着凉，室内保持干燥通风，温度不可太低，洗浴时应注意水温不要过低，时间不要过长。

❷不要过于劳累，当手腕和手指疼痛时必须注意休息，减少做家务等。

❸月子里产妇要少吃酸性食物，如香蕉、鸡肉，同时要少饮啤酒，以免加剧疼痛。

❹疼痛一发生，就应及时去医院就医。在医生的指导下合理用药，千万不要自行用力按摩疼痛处。可适当采用自我热敷的方法，减轻疼痛。热敷用热毛巾，如能加上一些补气养血、通经活络、祛风湿的中草药效果更佳。

34 什么原因会引起产后足跟痛？

临床上经常发现有些产妇在产后出现足跟痛。很多人误以为是在月子里受了风所致，其实这种认识是不科学的。

产妇足跟痛是由于脚跟脂肪垫退化所引起的。足跟部有坚韧的脂肪垫，对体重的压力和行走活动时的振动，能起到缓冲作用。但产妇在坐月子期间，由于活动减少，甚至很少下床活动行走，致使足跟部的脂肪垫变得薄弱，甚至会出现退化现象。这样一旦下地行走，由于退化的脂肪垫承受不了体重的压力和振动，就会出现脂肪垫水肿、充血而引起疼痛。由此看来不经常进行适当的活动就可能会导致足跟痛。

35 如何防治产后足跟痛？

产后要充分休息，但并不是说必须长时间卧床。产后如无特殊情况，产妇应及早下床活动、散步，并做些产后保健操等运动。这样既可避免发生足跟疼痛，又有利于产后身体的恢复。

如果不慎患了足跟痛，可以采用一些自我热敷的方法。热敷用热毛巾即可，如能加上一些补气养血、通经活络、祛风湿的中草药效果更佳。另外不要胡乱按摩痛处，应在医生的指导下进行治疗，如按摩等。

36 产后尿路感染有何症状？如何防治？

产后由于膀胱受压，膀胱肌肉的收缩力暂时不能恢复会引起积尿，如不注意产褥卫生就容易发生膀胱炎和肾盂肾炎。

产后尿路感染主要有膀胱炎和急性肾盂肾炎。其症状是：

膀胱炎 产褥期膀胱炎多数是由大肠埃希菌感染引起，典型症状是尿频、尿急及尿痛，很少合并全身症状。尿液检查有大量的白细胞及细菌，但无蛋白，在尿沉渣中常可见到红细胞，偶尔肉眼可见到血尿，感染可向上扩展导致肾盂肾炎。

急性肾盂肾炎 患病率为0.5%~2%，多为双侧性，如为单侧则以右侧肾盂肾炎较多见。常见的是细菌从膀胱向上蔓延或通过血管与淋巴管直接感染。典型症状为发病急，可能先有轻度的膀胱刺激症状或血尿，继而寒战高热，一侧或两侧肾区叩击痛。

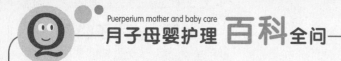

治疗方法是：静卧休息，纠正便秘，多喝开水，食用易消化少刺激的食物，可用抗生素治疗，也可选用清热解毒、利尿通淋的中草药治疗。

37 何为产后尿潴留？是什么原因引起的？

许多产妇，尤其是初产妇，在分娩后一段时间内会出现小便困难，有的产妇膀胱里充满了尿，但想尿又尿不出来；有的产妇即使能尿，也是点点滴滴的尿不干净；还有的产妇膀胱里充满了尿，却毫无尿意。这是怎么回事？

孕期孕妇体内的水分主要靠排尿和出汗等排出体外。但在怀孕晚期，由于增大了的子宫压迫膀胱，使膀胱肌肉的张力降低，在分娩时，胎儿的头又长时间紧紧地压迫着膀胱，使膀胱肌肉的收缩力减弱，因此，虽然分娩后子宫对膀胱的压迫减轻，但由于膀胱肌肉张力的下降和收缩功能的减弱，膀胱已无力将其中的尿液排除干净。另外，有些产妇在分娩时做了会阴侧切术，小便时尿液刺激伤口引起疼痛，导致尿道括约肌痉挛，也是产后小便困难的原因，也有些产妇不习惯在床上小便，也会引起小便困难。如果产后5～6小时仍排不出尿液，医生称之为产后尿潴留。

38 如何防治产后小便困难？

产后小便困难是一件很难受的事，如果产后发生了小便困难可采取以下方法处理：

❶预防产后排尿困难的方法最好在产后2～4小时主动排尿，不要等到有尿液再排。排尿时要增加信心，精神放松，平静而自然地去排尿，特别要把注意力集中在小便上。

❷如不能排出尿液，可在下腹部用热水袋热敷或用温水熏洗外阴和尿道周围，也可用滴水声诱导排尿。

❸在医生指导下做仰卧起坐运动，每天做3～4回，每回重复10～20次，可促进血液循环，解除盆腔淤血，改善膀胱和腹肌的功能。

❹为促进膀胱肌肉收缩，可针刺关元、气海、三阴交等穴位；灸取百会穴；也可用拇指按压关元穴，持续1分钟可排尿。也可肌注新斯的明0.5毫克。

❺可取中药沉香、琥珀、肉桂各0.6克，用开水冲服。

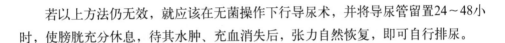

若以上方法仍无效，就应该在无菌操作下行导尿术，并将导尿管留置24~48小时，使膀胱充分休息，待其水肿、充血消失后，张力自然恢复，即可自行排尿。

39 为什么会出现尿失禁？有何症状表现？

排尿动作既受神经系统的控制，又需要有很多肌群参与，如盆底肌、腹部肌。女性在分娩时，无论是自然分娩还是阴道手术助产，盆底的肌肉、筋膜以及腹肌都有较大的伸展，或因撕裂而变得松弛、软弱、弹性下降，特别是会阴有伤痕的产妇，更会影响肌肉的收缩，因而使很多产妇在分娩后出现了尿失禁。

尿失禁表现为每天排尿8次以上，但总感觉排尿不净；夜尿频繁，忍尿有困难；做一些运动和动作（如跳跃、大笑、咳嗽、打喷嚏）时，身不由己地有尿液流出。

40 如何缓解产妇尿失禁？

产妇如果出现尿失禁，在生活中就要多加注意。

❶如果有慢性咳嗽，咳嗽时宜双手抱住腹部，以减轻腹腔压力。

❷平时宜多饮水，增强膀胱肌肉的弹性。

❸产妇还要多吃新鲜蔬菜、水果改善便秘，减轻腹压对盆底肌肉的压力。

❹有尿时及时排尿，避免经常忍尿造成膀胱韧性下降，加重尿失禁。

❺产后不要久蹲、久站、坐矮凳，以免加大对盆底肌肉的压力。

❻产妇会阴部有伤口时，应少吃姜、醋等辛辣刺激食物，避免伤口愈合不良而影响盆底肌。

另外，产妇可以做保健操纠正尿失禁，以促使盆底肌肉和松弛的腹壁恢复张力，促进肌肉弹性复原，增强收缩力，提高膀胱的收缩功能，利于膀胱排空，从而改善尿失禁。

41 产后为何容易发生便秘？

产妇分娩后最初几天，往往容易发生便秘，有时三五天不解大便，或者大便困难，引起腹胀、食欲缺乏。严重者，还会导致脱肛、痔疮、子宫下垂等疾病。

引起产后大便困难的常见原因有以下几点：

❶由于妊娠晚期子宫长大，腹直肌和盆底肌被膨胀的子宫胀松，甚至部分肌纤维断裂，产后腹肌和盆底肌肉松弛，收缩无力，腹压减弱，加之产妇体质虚弱，解大便时使不出力气，又不能依靠腹压来协助排便，解大便自然发生困难。

❷产妇在产后几天内因卧床休息，活动减少，影响肠管蠕动，不易排便。

❸产妇在产后几天内的饮食单调，往往缺乏摄入含纤维素的食物，尤其缺少粗纤维，这就减少了对消化道的刺激作用，也使肠蠕动减弱，进而影响排便。

42 如何防治产妇便秘？

要防治产妇便秘，一是产妇应适当地活动，不能长时间卧床。产后头两天应勤翻身，吃饭时应坐起来。两天后应下床活动。

二是在饮食上，要多喝汤、饮水。每日进餐应适当配一定比例的杂粮，做到粗、细粮搭配，力求主食多样化。在吃肉、蛋食物的同时，还要吃一些含纤维素多的新鲜蔬菜和水果。

三是平时应保持精神愉快，心情舒畅，避免不良的精神刺激，因为不良情绪可使胃酸分泌量下降，肠胃蠕动减慢。

四是用黑芝麻、核桃仁、蜂蜜各60克。方法：先将芝麻、核桃仁捣碎，磨成糊，煮熟后冲入蜂蜜，分2次1日服完，能润滑肠道，通利大便。也可用中药番泻叶6克，加红糖适量，开水浸泡代茶频饮。

用上述方法效果不明显者，可服用养血润燥通便的"四物五仁汤"：当归、熟地黄各15克，白芍10克，川芎5克，桃仁、苦杏仁、火麻仁、郁李仁、瓜蒌仁各10克，水煎2次分服。

也可以服西药通便剂，如杜秘克（乳果糖口服液），是人工合成的半乳糖和果糖的双糖，口服后可促使大肠的蠕动，有利于排便，每晚口服15～30ml。

43 产妇为何易发生肛裂？有何症状表现？

虽然肛裂不是产妇独有的病症，但是产妇的肛裂发病率确实很高。

肛裂是肛管内齿状线下部反复损伤和感染，导致皮肤全层裂开后，因未得到及时处理，裂口反复感染而形成的一种慢性感染性溃疡。虽说肛裂不算大病，但给病人所造成的肉体痛苦和精神负担也是很大的。

产妇发生肛裂的原因较多：妇女怀孕后由于胎儿逐渐生长发育，子宫体也随之扩大，向下压迫盆腔，使血液在盆腔静脉丛内淤积，血液回流受阻，造成肛门周围组织水肿，抵抗力下降；加之，有的产妇活动量很少，胃肠蠕动缓慢，粪便在肠内停留时间过长，水分吸收过多，粪便干硬，排便时容易造成肛裂；还有的妇女产后吃鸡蛋过多，胃肠道内由产前的多渣食物突然变为少渣食物，出现便秘，大便困难，易发生肛裂。肛裂在产后半个月内发生的较多。

肛裂一般表现为大便时疼痛，便中和便后带血。疼痛的原因是在排便时，粪便通过肛管，刺激肛裂伤口底部神经末梢而引起的。痛型为撕裂疼痛或烧灼痛。排便后缓解数分钟，此为疼痛间歇期，为肛裂所独有的特征。然后因内括约肌的痉挛而再度疼痛，常持续数分钟或数小时，直至括约肌疲劳、肌肉松弛而疼痛消失，医学上称之为肛裂疼痛周期。肛裂还会出血，但出血量不大。有的在大便表面发现条索状血迹，有的在大便后仅滴数滴鲜血，有的病人仅在手纸上遗留少量血迹，大量出血一般少见。

44 产后如何预防肛裂？

❶产后应保持肛门部清洁，每次大便后用温水轻轻擦洗肛门，养成良好的卫生习惯。

❷长时间的坐位可因腹中压力向下压迫，使肛门血管淤血，肛周围组织水肿、脆弱，容易造成损伤，因此孕妇和产妇要避免久坐。有条件时可经常做提肛运动，即做连续有节奏地下蹲—站立—再下蹲动作，每次做1～2分钟，每日做2～3次，以加强肛门括约肌收缩，促进局部的血液循环，防止淤血。

❸少吃辛辣刺激的食物，以防加重肛周水肿等症。

❹预防便秘。产妇在分娩的过程中，消耗掉大量的热量和营养，产后适当的补充营养是必要的，但要讲究正确的调节。鸡蛋细腻，容易减少大便次数，出现便秘。在吃鸡蛋的同时，应吃一些含维生素、纤维素高的蔬菜、水果，以保持大便松软、适当的体积和水分，使大便容易排出；怀孕期间所造成的胃肠道蠕动缓慢，在产后早期还未恢复，应在产后身体适应的情况下，适当下床活动，以避免粪便在肠内停留时间过久。必要时可进行腹部按摩，以增加肠蠕动机会。还要养成每日排便

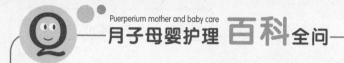
的习惯，缩短间隔时间，以免大便过多的积聚和过多水分被吸收，造成便秘。

❺发生便秘，不要强行排便。应先由肛门注入适当的开塞露、甘油栓等润滑药物，以利大便的顺利排出，避免造成肛门裂伤。

❻发生肛裂后，每日要进行局部清洗坐浴，尤其在大便后，可防止伤口感染，促使伤口尽快愈合。对肛裂痛者，可利用1%普鲁卡因局部封闭，久治不愈者，要去医院行手术治疗。

45 为什么会出现产后贫血？怎样改善？

产后贫血是由于妊娠贫血未得到纠正和分娩时出血过多造成的。贫血会使人乏力，食欲不振，心慌，胸闷，抵抗力下降，容易引起产后感染，严重的还可引起心肌损害和内分泌失调，所以应引起重视，及时治疗。

血红蛋白女性正常值为110～150克/升，如果低于110克/升，在90克/升以上者属轻度贫血，可通过食疗纠正，应多吃一些含铁及叶酸的食物如：动物内脏、瘦肉、鱼虾、蛋、奶以及绿色蔬菜等；血红蛋白60～90克/升者属中度贫血，除改善饮食外，需药物治疗，常口服硫酸亚铁、叶酸等；低于60克/升者属重度贫血，单靠食疗效果缓慢，可以按医嘱应多次输新鲜血，尽快恢复血红蛋白，减少后遗症的发生。

46 怎样预防产后心力衰竭？

心功能为Ⅰ、Ⅱ级心脏病的妇女，怀孕和分娩时可能会发生心力衰竭，要注意预防。除此以外，在产后的6～8天内，尤其是产后1～3天，仍存在发生心力衰竭的危险，还必须做好预防工作。这里提几点预防产后发生心力衰竭的注意事项：

❶产妇一定要好好休息。最好请别人带孩子，以保证充足睡眠、避免劳累。可以每天在床上活动下肢，以助心脏活动。5～7天后再下地活动，下地活动也要循序渐进，先小活动，后大活动，量力而行。

❷一定要注意不要情绪激动。家中其他人不要惹产妇生气。

❸饮食仍要限制盐量，最好食用低钠盐。多食容易消化的食物，不可吃太油腻的食物，以防增加消化负担。一次不要吃得过饱，特别是晚餐不要吃得过饱，最好少吃多餐。

❹要防止感染，勤换会阴垫及内衣裤，会阴垫可用无菌卫生巾。用月经带的要经常洗换、消毒。

❺心功能为Ⅲ级以上的产妇不宜哺乳，可采用人工喂养的方法。

❻掌握好做绝育手术的时间。一般在产后1周左右进行输卵管结扎手术，如果产妇心脏不好或有心力衰竭者，要在心力衰竭控制后才能做绝育手术。

47 产后外阴发炎有何危害？如何防治？

外阴部常因局部皮肤损伤和产后调养失宜，引起细菌感染而发炎。

急性外阴发炎时，严重的可引起发热、腹股沟淋巴结肿大、压痛等。如果急性期发作较轻，未能引起重视，可能转为慢性，造成局部皮肤粗糙，外阴瘙痒。

防治方法

❶产后经常保持外阴皮肤清洁，大小便后用纸擦净，应由前向后擦，最后擦肛门部位。大便后最好用温开水冲洗外阴，每天用1∶5000的高锰酸钾液冲洗1次。

❷恶露未净应勤换卫生巾（月经带或月经纸），勤换内裤，内裤要穿舒适透气的棉织品，对保持外阴清洁非常重要。若局部有创伤、擦损，可用金霉素油膏（或眼膏）、红霉素油膏涂擦局部。

❸产妇在月子里一定要早期下床活动，这样不但可以增强子宫收缩，促进恶露排出，还可以预防和减少产后发炎，使产妇早日康复。

❹讲究月子里卧姿。对于有外阴部裂伤或有外阴部切口的产妇，躺卧时，要卧向没有伤口的一侧，这样可以减少因恶露流入伤口而引起感染的机会。

❺如果发现外阴部有红色小点凸起，可在局部涂些2%碘酒。注意只能涂在凸起的部位，不要涂在旁边的皮肤上。少数人对碘酒过敏，不能涂擦。如果是脓点，可用消毒针头挑破，用消毒棉擦去脓液，再涂上抗生素油膏。

❻如果外阴部出现红、肿、热、痛的症状，局部可用热敷。用蒲公英50克，野菊花50克，黄柏30克，大黄10克，煎水，洗涤外阴。也可口服磺胺、螺旋霉素等抗生素。

❼如果局部化脓，除上述处理外，可用蒲公英30克，大黄15克，煅石膏30克，熬水，坐浴。

❽如果患慢性外阴炎，局部瘙痒时，可用1∶5000的高锰酸钾溶液坐浴。最好

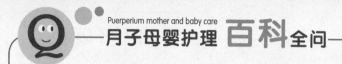

不要用热水烫洗，因反复烫洗，能使局部皮肤受到损伤，过后愈来愈痒。

❾患外阴炎后应忌食辛辣厚味、醪糟等刺激性食物，宜吃清淡食物。

48 何为乳汁淤积？是什么原因引起的？

乳房肿胀、疼痛常给产妇带来不适，使其失去母乳喂养的信心，需及时寻找原因。当乳腺不断分泌乳汁时，如遇到乳腺管不够通畅，使乳汁不能及时排出而淤积在乳房内，可导致乳房充盈、硬结、胀痛，有时在乳房里可摸到大小不等的硬块。其原因有以下几个方面：

❶乳汁分泌过多。

❷产后未能哺乳。

❸喂养姿势不正确致乳头皲裂，不敢喂奶，乳房就更膨胀，乳汁蓄积在乳房中，孩子也吃不饱。

❹每次喂奶让孩子吃饱后，乳房仍有许多奶，使乳房不能经常排空。

❺不是按需喂养，盲目按时喂养，使乳房蓄奶过多。

49 如何预防产后乳汁淤积？

❶产后30分钟内及早喂奶。

❷要有正确的喂养姿势，使孩子含接良好，这在能使孩子吃到更多的奶的同时，又解决了乳房胀痛的问题。

❸提倡按需喂养，婴儿肚子饿和母亲感到乳房充满时就进行哺乳，不规定喂奶次数和时间。

❹如果孩子实在不能吃空，多余的奶可以吸出。

❺尽早纠正可造成哺乳困难的乳头内陷、内翻等。

❻掌握使产妇发奶的食物，如鱼汤、鸡汤等的进食量，由少到多。

50 引发乳房胀痛的原因有哪些？

乳房胀痛最常见的原因有3种，即乳房过度充盈、乳腺管阻塞和乳腺炎。

乳房过度充盈 即乳房内血液、体液和乳汁的过度积聚，这是由于不适当或不经常哺乳所致，表现为乳房极度丰满和疼痛，乳晕肿胀。

乳腺管阻塞 常见于继发性乳汁淤积，多因不经常哺乳、不完全吸空乳房以及乳房局部受压所致，表现为乳房外部乳腺管的部位有一质硬而红色的斑块。

乳腺炎 常由乳头皲裂引起，也可因未及时治疗乳腺管阻塞或乳房过度充盈所致。乳母最初感到乳房胀痛，患处出现具有压痛的硬块，表面皮肤红热，同时可有发热等全身症状，病情重者可形成乳房脓肿。

51 如何减轻乳房胀痛？

发生乳房胀痛时，治疗原则是尽快使乳腺管通畅，将淤积的乳汁尽快吸出。因此，一旦出现奶胀，要及时处理。

(1)乳房胀痛能挤出乳汁的，可采取正确的喂奶姿势，频繁地让孩子吃奶，这样可使乳房变软，如果孩子实在不能吃空多余的奶，可以吸出。

(2)乳房胀痛不能挤出乳汁的，可采取以下办法：

①哺乳前热敷乳房，轻轻从四周向乳头方向按摩，挤捏，使乳汁排出（如图13按摩乳房法）。

②用吸奶器吸奶，帮助畅通乳腺管。

③让婴儿吸奶，吃不尽的奶汁，用吸奶器吸尽。

④两次哺乳间冷敷乳房，减轻充血。

⑤用发酵面团150～200克，均匀地敷在乳房上，盖上热毛巾敷半小时，然后除去乳头周围的面团，用手向乳头方向挤捏并用吸奶器吸出乳汁。

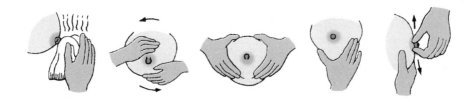

图13 乳房按摩法

如未见好转，出现畏寒、突发高热等，很有可能发展为急性乳腺炎，需要到医院就诊。可实施乳房按摩法，其按摩方法见图13所示。

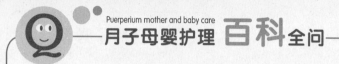
第一步 一手扶于乳房下侧面，另一手按在乳房上缘向外侧转动乳房，并向乳头方向拨动。目的是疏松乳腺管筋膜。

第二步 分两个动作①双手捧住乳房，从乳根部向外上方提拔；②一手捏住乳房根部做上下左右抖动数次。

第三步 一手以虎口穴轻压乳房壁，露出乳头，围绕乳房均匀地按摩，以疏通乳腺管。

第四步 以食指、中指、大拇指将乳头颈做上下左右牵扯数次。

以上方法目的是使乳腺管内的乳汁集中于乳窦内，便于婴儿吮吸或排出乳汁。

52 引发乳腺炎的原因有哪些？

急性乳腺炎又常被人们称作奶疖，一般来说，第一次生小孩的母亲最容易在产后患急性乳腺炎。乳汁淤积是发生急性乳腺炎的根本原因。

导致乳汁淤积的主要原因是乳汁分泌多，婴儿吸吮少，不能一次排空。其次是因为初产妇的奶头皮肤娇嫩，受不了婴儿吸奶时对奶头的刺激，常造成奶头组织损伤，形成奶头裂口。尤其是奶头短，奶头状况不良的乳母更容易出现奶头裂口。裂口后因婴儿吸吮奶头时引起剧痛，所以喂奶时间就短，甚至不敢再让婴儿吸吮奶头，这便使大量乳汁淤积在乳腺内，以致乳汁在乳腺内逐渐分解，分解后的产物最适合细菌的生长。此时假如外面的化脓性细菌从奶头裂口侵入，将会在乳腺内迅速大量繁殖，于是便引起了乳腺炎。

53 患乳腺炎有哪些症状表现？

乳腺炎初发时，病人会感到突然发冷、打寒战（哆嗦），同时发热，有的还会高热、发炎，局部和整个乳房有刺痛或闪电样抽痛、跳痛，并逐渐加剧；乳量明显减少，乳房皮肤发红，整个乳房肿大，有触痛感。

由于发炎区域乳腺管堵塞，乳汁排出困难，于是便形成硬块。这时如能得到有效治疗，可不致化脓。否则，会形成乳腺脓肿，经过一段肿痛后，导致化脓。化脓后，经治疗，方可逐渐消肿，恢复健康。但是，患化脓性乳腺炎后，多数会影响以后乳汁的分泌。

54 如何治疗乳腺炎？

得了乳腺炎以后，要及时治疗，尽早控制，使其不发展为化脓。这样不但乳母少受痛苦，婴儿的喂养也会得到保证。

治疗方法如下：

暂停喂奶 用吸奶器或手挤出奶汁，避免奶汁残存引起新的感染。

可采取有效的验方进行治疗 这方面的验方在民间流传得比较多，有些有效，有些则缺乏科学道理，如果不慎，其采用的验方无效，就会贻误病人。这里介绍几个经过临床实验验证疗效较好的验方以供使用：

❶ 干蒲公英20～25克（或鲜草50克），瓜蒌15克，没药15克，连翘15克，青皮15克，共煎水内服，发高热时第1天服2剂，从第2天起，每天1剂。同时用鲜蒲公英捣烂成泥，外敷硬块处，每隔12小时换1次。

❷ 蒲公英鲜草50克，煎水内服，一剂煎3次，开始每天服2次，从第3天起每天服1次。同时用鲜蒲公英捣烂外敷。

❸ 刚开始畏寒发热时可用瓜蒌仁、陈皮、天花粉、黄芩、生栀子、连翘（去心）、皂角刺、金银花、甘草（生）各10克，青皮、柴胡各5克，煎水，服时加白酒或黄酒一小杯，饭后服用，1日1剂。

❹ 当乳腺炎出现硬块时，可用青皮10克，陈皮10克，瓜蒌仁7克，穿山甲10克，金银花15克，连翘15克，甘草10克（半生半炙）煎水内服，每天1剂。同时外敷鱼石脂软膏。

❺ 如果已发生跳痛，说明已经开始化脓。这时可用党参20克，穿山甲10克，白芷10克，升麻10克，甘草5克，当归15克，黄芪20克，皂角刺7克，青皮（炒）5克，煎水内服，每天1剂。

西药治疗 可注射或口服青霉素、红霉素等，但必须在医生指导下用药。如已化脓，应到医院请医生切开乳腺排脓。

热敷 当发现有乳腺炎时，就要进行热敷，用干净毛巾，在热开水中泡过，试着热敷，无论乳腺炎发展到何种程度，都有消炎去肿效果。

理疗 红外线可促进局部血液循环，有利于炎症的消散。

55 如何预防乳腺炎？

乳腺炎重在预防，可采取以下措施：

❶ 产后30分钟内及早喂奶。

❷ 防止乳头皲裂，乳头皮嫩、内陷、扁平和不洁是造成乳头皲裂的主要诱因。妇女妊娠后一定要每天用温开水擦洗乳头，使乳头皮肤变厚。如果乳头发育不好、内陷，在擦洗乳头后，需将乳头轻轻往外提拉。这样，可增强乳头皮肤的耐力，使乳头外突，保持乳头清洁。产后每次喂奶前，用温开水擦洗乳房及乳头，要有正确的哺乳姿势，婴儿应将乳头及大部分乳晕含入口中，每次喂完奶后，将乳汁涂于乳头上。此外，不要让新生儿含着乳头睡觉，否则乳头被浸软而易破。

❸ 防止乳汁淤积：每次哺乳时，必须让小儿吸尽乳汁。要是新生儿食量小，乳汁吸不完，应用吸乳器吸尽或挤掉。如果乳房有硬块，需做局部热敷，促使硬块软化，再用吸乳器将乳汁吸出。

❹ 提倡按需喂养，不规定喂奶次数和时间。

❺ 断乳前先逐步减少哺乳次数，再行断乳，防止乳汁淤积而发炎。

56 何为产后乳汁自出？由什么原因引起的？

有的产妇产后不久，乳汁成天不断外流，民间俗称漏奶。漏奶是指乳房不能储存乳汁，随产随流。医学上称为产后乳汁自出，属于病理性溢乳，需要治疗。这种漏乳不但使婴儿得不到母乳喂养，而且给产妇带来很多苦恼，产妇常常穿不上干净的衣服，还容易发生感冒。有的产妇因为气血旺盛，乳汁生化有余，乳房充满，盈溢自出，此不属病态，产妇应当分辨清楚。

产后乳汁自出的原因，多为气虚，中气不足，不能摄纳乳汁，而致乳汁自出；或因产后情志不畅，过于忧愁、思虑、悲伤，使肝气抑郁，气郁化火，肝经火盛，迫使乳汁外溢。

57 如何防治产后乳汁自出？

产后乳汁自出应根据病因而采取不同的防治方法。

若因气虚不固者，宜加强食疗，可选用补气益血固摄的药膳。如芡实粥、扁豆粥、人参山药乌鸡汤、黄芪羊肉粥、黄芪当归乌鸡汤等。

若属于情志不畅、乳汁自出者，产妇尤当注意调理情志，宜慎怒，少忧思，断欲望，避免各种刺激因素等。

凡乳汁自出者，除求医治疗外，还应当注意勤换衣服，避免湿邪浸渍。冬天可用2~3层厚毛巾包扎乳房；或用煅牡蛎粉均匀地撒于两层毛巾中间，药粉厚如硬币以包扎乳房，加强吸湿的作用。

58 何为产后抑郁症？由什么原因引起的？

有些妇女在分娩后，精神状态发生了很大变化，往往表现为烦躁、容易激动、焦虑不安、失眠、情绪低落、忧郁爱哭，即使平时很坚强的人，此时也极易为一件小事而伤心落泪。这种现象以产后3天或4天最明显，因而称为产后抑郁症，以初产妇最为多见。

产后抑郁症的发生，是由于心理及内分泌系统变化等诸多因素相互作用的结果。分娩使妇女体内的内分泌系统发生了急剧的变化，在孕期提高的前列腺素水平，随着分娩而下降，肾上腺皮质激素和雌激素、孕激素水平也急剧下降，同时催乳素分泌急剧增加，这些急剧的生理变化使产妇易发生生理上的平衡失调，成为心理障碍的病理基础。

此外，分娩的疲劳、夜间哺乳或对今后孩子哺育健康、发育、教育的考虑及家庭内外诸多复杂的人际关系，霎时间兼有妻子、母亲、女儿、媳妇的多重角色，面临诸多实际问题的处理。这一系列的变化都需要在短时间内角色转换过来，心理素质较弱者则一时难以适应，因而即使是一些很平常的因素，如周围人的举止、言辞，甚至丈夫、婆婆的态度都会引起产妇的敏感，带来心理影响，变成一种诱因而构成精神创伤。

当然，这些生理、心理、经济、社会人际关系等诸多因素是否能引起疾病，还取决于个人遗传因素和人格的成熟程度。

59 如何防治产后抑郁症？

重视产后的心理变化，不仅对产妇的健康有举足轻重的作用，而且对婴儿身心健康的发展也会产生很大影响。产后抑郁症如能及早发现，妥善处理，可很快消除。最关键的是要给予产妇心理上的安慰和真诚的关怀。如果对这方面不重视，对产妇的异常变化漠然处之，甚至埋怨、虐待、火上浇油，就会使症状加重，有可能导致产后抑郁症或精神病的发生。

预防产后精神抑郁症的主要方法有：

❶必须首先提高妇女的心理素质，让她们了解妊娠、分娩、产褥是妇女正常的生理过程。当妇女妊娠时，帮助她们了解妊娠方面的有关知识，指导她们进行产前检查和咨询。

❷妊娠期要保持心情愉快，这对孕妇来说特别重要。因为妊娠期有焦虑表现的孕妇，产后有发生产后抑郁症的倾向。因此，产前应消除焦虑、恐惧和紧张情绪，避免各种精神刺激，可减少或减轻产后抑郁症的发生。

❸家人，尤其是丈夫应多给予产妇照顾或安慰，并保证足够的营养和睡眠，要尽量分担产妇分娩所承受的痛苦，同时给予必要的关怀和照顾。避免说刺激性的语言，要让产妇在愉悦的家庭氛围中坐好月子。

若产妇抑郁症状严重且持续时间长，就要在医生指导下，使用三环类抗抑郁药物进行治疗，也不妨用黄体酮肌注治疗。

60 哺乳期乳母用药需遵循什么原则？

❶要避免应用禁用药物，如必须应用，应停止哺乳。

❷要谨慎用药，在临床医生的指导下用药，并密切观察婴儿的反应。

❸确定乳母用药指征并选择疗效好，半衰期短的药物，剂量大或疗程长，应检测宝宝的血药浓度。

❹用药途径以局部或口服用药最好，尽可能应用最小有效剂量，不要随意加大剂量。

❺避开乳汁中药物浓度较高时哺乳，如服药前哺乳比服药后哺乳更好。

❻乳母必须用药，但该药对宝宝的安全性未能证实时，应暂停哺育或改为人工喂养。

❼能用物理疗法的不用化学疗法；能用食物疗法的，不用药物疗法；能用中药治好的不用西药。

61 乳母应忌服哪些西药?

产妇分娩后生病用药要特别慎重。大多数药物可通过血液循环进入乳汁，或使乳汁量减少，或使婴儿中毒，影响乳儿。如损害新生儿的肝功能、抑制骨髓功能、抑制呼吸、引起皮疹等。

●乳母服氯霉素，通过乳汁，可使婴儿腹泻、呕吐、呼吸功能不良、循环系统衰竭及皮肤发灰，即灰色婴儿综合征，进而影响乳儿造血功能。

●四环素可使乳儿牙齿发黄。

●链霉素、卡那霉素可引起乳儿听力障碍。

●乳母服用磺胺药可产生新生儿黄疸。

●巴比妥长时间使用，可使乳儿产生高铁血红蛋白症。

●氯丙嗪和安定也能引起婴儿黄疸。

●乳母使用甲硝唑（灭滴灵），则使乳儿出现厌食、呕吐等。

●麦角生物碱，使乳儿恶心、呕吐、腹泻、虚弱。

●利舍平使乳儿鼻塞、昏睡。

●避孕药使女婴阴道上皮细胞增生。

对新生儿、婴儿影响较大的药物主要有以下几类：

抗生素 如氯霉素、四环素、卡那霉素等。

镇静、催眠药 如鲁米那、阿米托、安定、安宁、氯丙嗪等。

镇痛药 如吗啡、可待因、美沙酮等。

抗甲状腺药 如碘剂、他巴唑、硫氧嘧啶等。

抗肿瘤药 如5-氟尿嘧啶等。

其他 如磺胺药、异烟肼、阿司匹林、麦角、水杨酸钠、泻药、利舍平等。

总之，产妇（乳母）用药、打针要在医生指导下进行。如果治疗需要上述药，应暂停哺乳，使用人工喂养。

62 乳母应忌服哪些中药?

产妇如哺喂母乳，忌用以下中药：

❶大黄、芒硝、枳壳、枳实、甘遂、人戟、芫花、青皮、牵牛子、车前子

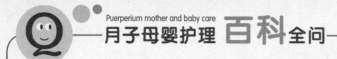

等，易伤产妇正气，影响乳汁分泌。

❷山楂、神曲、麦芽等均有一定回乳作用，乳母不宜吃。

❸黄芩、黄连、黄柏、双花、连翘、栀子、大青叶、板蓝根、玄参、生地黄、熟地黄等寒凉滋腻，损伤脾胃，影响乳母食欲，不利于下乳。

❹牛膝能引血、引热下行，亦有回乳作用。

❺栀子金花丸、回清丸、消积丸、跌打丸、金匮肾气丸、七厘散等，为作用峻猛的中成药，产妇乳母应慎用。

63 产后为什么不要立即服用人参？

产妇不要在产后立即服用人参，其原因是：

❶人参含有多种有效成分，如作用于中枢神经及心血管的"人参辛苷"、降低血糖的"人参宁"以及作用于内分泌系统的配糖体等。这些成分能对人体产生广泛的兴奋作用，其中对人体中枢神经的兴奋作用，能导致服用者出现失眠、烦躁、心神不宁等不良反应。而刚生完孩子的产妇，精力和体力消耗很大，十分需要卧床休息，如果此时服用人参，产妇反而会因兴奋难以安睡，影响精力的恢复。

❷人参是一大补元气的药物，服用过多，可促进血液循环，加速血液流动。这对刚刚生完孩子的产妇十分不利。因为妇女在生孩子的过程中，内外生殖器的血管多有损伤，服用人参，有可能影响受损血管的自行愈合，造成流血不止，甚至大出血。

一般健康的产妇在产后3周左右服用为宜，因为此时产妇的伤口已愈合，新生的子宫内膜基本覆盖，恶露也基本干净，此时服用人参有利于身体的恢复。但要注意产后服用人参每天为3克，不要服用过量，也不要长期服用，这是因为人参性味温热，会导致上火或引起婴儿湿热。

下 篇

新生儿护理

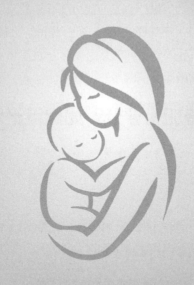

下 篇 一、新生儿的生理特点

01 什么是新生儿期？这一时期有什么特点？

自孩子出生后脐带结扎起至生后28天内，称为新生儿期。

这一时期孩子脱离母体来到一个完全崭新而陌生的世界，开始独立生活，内外环境发生了巨大的变化。但其生理调节和适应能力还不够成熟，容易发生一系列的生理和病理变化，这一阶段的新生儿不仅发病率高，死亡率也高，故特别强调此期的护理。

正常新生儿的体重在2500～4000克之间，身长在46～52厘米之间。

头围为34厘米，胸围比头围略小1～2厘米。

02 什么是"阿普加"评分？如何评分？

新生儿"阿普加"评分是判断新生儿出生后有无窒息以及窒息程度的方法。以出生后1分钟时胎儿的心率、呼吸、肌张力、喉反射和皮肤颜色等5项体征为依据，每项为0～2分(见表1)。

表1　新生儿阿普加评分标准

	0分	1分	2分
皮肤颜色	青紫或苍白	身体红，四肢青紫	全身红
心率（次/分）	无	<100	>100
对刺激的反应	无	有些动作，如皱眉	哭、喷嚏
肌肉张力	松弛	四肢略屈曲	四肢能活动
呼吸状况	无	慢、不规则	正常，哭声响

通常，在新生儿出生后需立即(1分钟内)评估一次，5分钟再评估一次。必要时10分钟、1小时再各做一次重复评估。如果1分钟内评分为8分或是8分以上则是正常的新生儿，约90%的新生儿为这种情况；如果1分钟内评分为4～7分为轻度窒息，0～3分为重度窒息。新生儿阿普加评分结果见表2所示。

表2　新生儿阿普加评分结果

8～10分	属正常新生儿
4～7分	缺氧较严重，需要清理呼吸道，进行人工呼吸、吸氧、用药等措施才能恢复
4分以下	缺氧严重，需要紧急抢救，行喉镜在直视下气管内插管并给氧

03 新生儿呼吸状况如何？容易出现哪些情况？

新生儿鼻腔短，无鼻毛，后鼻道狭窄，血管丰富，容易感染，发炎时鼻腔易堵塞，发生呼吸与吮吸困难。

新生儿的呼吸肌发育差，呼吸时胸廓活动范围小，膈肌上下移动明显，呈腹式呼吸。肺不能充分扩张、通气、换气，易因缺氧及二氧化碳潴留而出现青紫。

年龄愈小，呼吸频率愈快，新生儿期又由于呼吸中枢尚未完全发育成熟，还会出现呼吸节律不齐，尤以早产儿更为明显。

04 新生儿血液循环状况如何？容易出现什么情况？

新生儿出生后随着胎盘循环的停止，改变了胎儿右心压力高于左心的特点和血液流向。卵圆孔和动脉导管从功能上的关闭逐渐发展到解剖学上的完全闭合，需要2～3个月的时间。

新生儿出生后的最初几天，偶尔可以听到心脏杂音。新生儿心率较快，每分钟可达120～140次，且易受摄食、啼哭等因素的影响。新生儿的血流分布多集中于躯干和内脏，故肝、脾常可触及，四肢容易发冷和出现青紫。

05 新生儿小便规律如何？尿少怎么办？

新生儿出生时肾单位数量已和成人相同，但发育不成熟，滤过能力不足，肾脏浓缩能力差，故尿色清亮，淡黄，每天排尿10余次。新生儿出生后12小时应排第一次小便。

如果新生儿吃奶少或者体内水分丢失多，或者进入体内的水分不足，可出现少尿或者无尿。这时应该让新生儿多吸吮母乳，或多喂些糖水，尿量就会多起来。

06 新生儿大便有何特点？喂牛奶的宝宝情况如何？

新生儿大多在生后12小时内开始排泄墨绿色的黏稠大便，称为胎便。如果超过24小时仍无胎便排出，应到医院检查是否有先天性肛门闭锁症或先天性巨结肠症。

开始喂奶后，一般2～4天胎便可以排干净。由于喂奶，大便逐渐转为黄色糊状，一般每日3～5次。母乳喂养的新生儿通常大便次数较多，有的几乎每次喂奶后均有大便排出，而且很软，有时会出现黏液或者排出绿色大便。

喂牛奶的宝宝则大便次数较少，有的甚至2～3天才排便1次，大便较干，颜色淡黄，只要新生儿吃奶好，体温不超过37.5℃，都属于正常。

07 新生儿体温有何特点？应该注意什么？

新生儿的体温调节中枢发育不完善，皮下脂肪薄，保温能力差，散热快，易受外界温度的影响，所以体温不稳定，应注意保暖。特别是在出生时，随着环境温度的降低，1小时内体温可以下降2℃，以后逐渐回升，12～24小时内应稳定在36℃～37℃之间。

08 新生儿的睡眠时间多长？如何判断睡眠不足？

一般新生儿每天大部分时间都在睡觉，有18～22小时是在睡眠中度过的。只是在饥饿、尿布浸湿、寒冷或者有其他干扰时才醒来。

有少部分"短睡型婴儿"，出生后即表现为不喜欢睡觉，或者说睡眠时间比一般婴儿少。只要孩子睡眠有规律，睡醒后精力充沛、情绪愉快、食欲良好，其体重、身长、头围、胸围等在正常的范围内增长，就说明孩子没有睡眠不足。

孩子的睡眠习惯具有一定的遗传倾向，睡眠时间因人而异。不能单纯以睡眠时间长短来判断睡眠是否正常，也不要在孩子毫无睡意时强迫其睡觉。

09 新生儿皮肤状况如何？如何护理？

新生儿出生后，皮肤覆盖着一层灰白色胎脂，有保护皮肤和防止散热的作用。皮肤皱褶处的胎脂可于产后6小时用消毒植物油或温开水轻轻擦去。新生儿皮肤薄嫩，易受损而发生感染。洗澡宜用无刺激性肥皂，浴后用软毛巾吸干体表，皱褶处可抹少许滑石粉。

10 新生儿脐带何时脱落？如何护理脐带？

正常情况下，新生儿的脐带会在结扎后3～7天干燥脱落，血管闭锁变成韧带，外部伤口愈合向内凹陷形成肚脐。由于新生儿脐带残端血管与其体内血管相连，如果发生感染是很危险的，容易发生败血症而危及生命，年轻的父母应引起高度重视。护理要点如下：

❶新生儿脐部残端应保持清洁干燥，每天可用75%酒精溶液消毒脐部一次。

❷婴儿衣物及尿布须常换洗晒烫，禁用换下衣服及尿布等脏物擦洗或覆盖脐部；可以将尿布前面的上端往下翻一些，以减少纸尿裤对脐带残端的摩擦。

❸脐带残端周围皮肤发红、肿胀和触痛，有黄色或白色脓液排出，为新生儿脐带感染的征象，应及时送医院诊治，以免并发败血症和新生儿破伤风。

11 新生儿感觉能力有何特点？

新生儿出生后就要会通过感官接受来自外界的刺激，因此，感觉能力的发育最早。如通过听觉听声音，通过视觉看光亮，通过嗅觉闻气味，通过味觉尝奶味，通过皮肤感受冷暖、疼痛等。这些都是各种感觉现象。感觉是新生儿的最初心理活动，是一切认识活动的基础。开发智力首先要重视的是感知功能的发育。

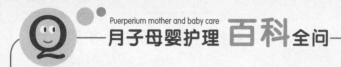
12 新生儿视觉能力如何？视力发展有什么特点？

宝宝的双眼运动不协调，有暂时性的斜视，见光亮会眨眼、闭眼、皱眉，只能看到距离15厘米以内的物体，所以要想让宝宝看到你，就必须把脸凑近宝宝。

大约从2个月开始，宝宝可以持续地注视他感兴趣的物体，并随着物体的移动来移动自己的视线；3个月的时候，注视的时间更长而且灵活，特别是对亲近的人的面孔能注视很长的时间；4个月的宝宝表现出对不同颜色的喜好，他们多数比较喜欢红色的物体；5~6个月以后，宝宝开始能够注视距离较远的物体，如飞机、月亮、街上的行人等，并开始对事物进行积极的观察。

13 新生儿听觉能力如何？听力发展有什么特点？

宝宝刚出生的时候，因为耳朵里的羊水还没有清除干净，听觉还不是很灵敏。随着宝宝的听觉慢慢改善，对强烈的声音刺激会产生震颤及眨眼反应。如果用持续、温和的声音在离宝宝耳朵10~15厘米处进行刺激，宝宝会转动眼球甚至转过头来。当然，宝宝最喜欢听的还是妈妈的声音，大概是因为在子宫里听惯了妈妈的语调。

大约在3个月的时候，宝宝开始能分辨出不同方向发出的声音，并会向声源转头；3~4个月的时候，就能倾听音乐的声音，并且对音乐（如催眠曲）表现出愉快的表情；4个月的时候，宝宝能分辨出大人发出的声音，如听见妈妈的说话声就高兴起来，并开始发出一些声音，好像是对大人的回答。

14 新生儿触觉有什么特点？

宝宝的触觉在刚出生时已经很灵敏了。他喜欢在妈妈怀里的那种温暖的接触，喜欢大人轻柔地抚摸他的身体，这种接触让他感到安全，仿佛回到了在妈妈子宫里被羊水和软组织包裹的那段温暖的日子。嘴唇和手是宝宝触觉最灵敏的部位，他会经常吸吮手指来获得满足感。

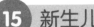

15 新生儿味觉和嗅觉有什么特点?

宝宝出生即有了味觉和嗅觉。他能感受到什么是甜、酸和咸，对他不喜欢的味道会表现出不愉快的表情，多数宝宝喜欢甜的味道。宝宝还能区别不同的气味，他喜欢妈妈身上的那种奶味，妈妈也能通过气味确定自己的宝宝，嗅觉成了母子之间相互了解的一种方式。当宝宝4个月时，就能比较稳定地区别好的气味和不好的气味。

16 新生儿动作能力如何?

我们说动作的发育是以骨骼、肌肉、神经系统的生理发展为前提。发展的顺序是从上部到下部，从中间到边缘，从整体到分化。婴幼儿全身动作发展的顺序依次是：抬头、撑胸、翻身、坐、爬、站、走、跑、跳。新生儿的动作发育是从头开始的。

新生儿出生时全身只会无规律地乱动，动作不协调，也不能改变自己身体的位置。将他仰卧在床上时，头仅能向左右转动，四肢会伸缩、弯曲做拥抱姿势。俯卧时四肢呈游泳状态，头不能抬起。到满月时试着抬头但无力，只能使鼻部离开床面，将头转向一侧便于呼吸。竖抱时头不能竖立。由于本能的反应，小手会抓握成拳头状。

17 新生儿语言能力如何? 怎样促进语言发展?

宝宝的语言发展经过了三个阶段，第一阶段（0~3月），即简单发音阶段；第二阶段（4~8月），即连续发音阶段；第三阶段（9~12月），即学话阶段。新生儿期处于简单发音阶段。

宝宝呱呱坠地的第一声啼哭，是他人生的第一个响亮音符。宝宝在第一个月内偶尔会吐露"ei、ou"等音，这种"咿呀"语并不是在模仿大人，而是为了听到自己的声音，也是在表达不同的情绪。父母可以通过微笑和应和来鼓励宝宝"咿咿呀呀"的次数，以利于宝宝语言和智力的发展。

母亲可以对1个月的宝宝说"宝贝，今天你好吗? 好，你说说? 我今天真高兴，你呢? 也很高兴，是不是? 这是你的奶瓶，对吧? 你想要吗? 好的，给你。"

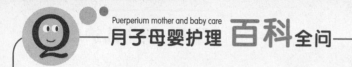

交谈中，母亲要假定宝宝是有能力交流，母亲问完后停顿一下，给她的小宝宝反应或发声的机会，然后再接着说。在宝宝语言发展的过程中，父母可持续使用这种方式。

18 新生儿的情绪是如何发展的?

宝宝刚出生的头一个月里，由于刚开始适应新的环境，消极的情绪比较多。2个月以后，积极的情绪逐渐增加，当吃饱而又温暖的时候，可以看到比较活泼的、微笑的表情。特别对妈妈或亲近的人，常有一种特别的表情。5~6个月后，宝宝对颜色艳丽或发声的玩具特别感兴趣。因此，为了培养宝宝良好的情绪状态，应该经常跟宝宝交往，并且给他以适当的玩具，这是非常有必要的。

19 什么是依恋? 新生儿依恋期有哪些特点?

依恋是指婴儿和照看人之间亲密的、持久的情绪关系，表现为婴儿和照看人之间相互影响和渴望彼此接近，主要体现在母亲和婴儿之间。

依恋的形成和发展分为四个阶段，包括前依恋期、依恋建立期、依恋关系明确期、目的协调的伙伴关系。在新生儿期主要表现为前依恋期。

前依恋期又叫无区别依恋阶段，即从出生至2个月，这时的婴儿对于前去安慰他的人没什么选择性。前依恋期，宝宝对所有的人都做出无区别的反应，即对特殊的人(如亲人)没有特别的反应。

20 母子依恋是如何形成的?

对新生儿影响最大的是母亲。刚出生时，宝宝用哭声唤起别人的注意，他们似乎懂得，大人绝不会对他们的哭置之不理，肯定会与他进行接触。随后，他用微笑、注视和"咿呀"语与大人进行交流。

面对宝宝的行为，母亲是否能够敏锐而适当地做出反应，是否在孩子哭的时候能给予及时的安慰，是否能在拥抱宝宝时更小心体贴，是否能正确认识宝宝的能力等等，都是母子依恋形成的重要途径。

新生儿对母亲和父亲的依恋几乎是同等程度的，尽管通常是母亲和宝宝在一起的时间多。但母亲和父亲在同宝宝的关系上有一些区别，父亲通常更充满活力，母亲则更温柔而且语言更多一些。

21 新生儿气质有什么类型? 照看宝宝应注意什么?

新生儿时期还谈不上有稳定的性格，但宝宝降生以后，就表现出一些行为上的差异。有的孩子生来好动，有的活泼，有的安静，有的急躁，这些个别差异也就是与生俱来的气质差异。可以把婴儿归纳为三种主要的气质类型：

容易护理的婴儿 他们的行为比较有规律性，容易感到舒适，有安全感，容易适应，一般会对新的刺激产生积极的反应。

慢慢活跃起来的婴儿 他们很少表现强烈的情绪，无论是积极的还是消极的。他们总是缓慢地适应新环境，开始时有点"害羞"和冷淡，但一旦活跃起来，就会适应得很好。

困难的婴儿 他们的吃、睡等活动都不规律，属于情绪型的，对新事物往往有强烈的反应，安全感较差。

以上气质类型，在婴儿期表现得最充分。随着宝宝的长大，各种因素都会影响他们，那时的气质特征就比较复杂了。

宝宝的气质差异往往会影响父母对他们的照看方式。被认为"可爱"的宝宝往往会接受更多的爱抚，反之，如果父母一开始就发现他们的宝宝是属于"困难"类型的，他们也许会以对待"困难"宝宝的方式对待他们。久而久之，这种方式会影响宝宝的性格发展，甚至会影响他的智力、情绪特征和社会交往能力。这是父母以及那些经常照看宝宝的人员所应当注意的。

22 新生儿原始神经反射有哪几种?

正常的新生儿一出生就具有一些暂时的原始的神经反射行为，这些神经反射是新生儿特有的本能。随着小儿年龄的增长，神经系统的逐步成熟，这些原始神经反射分别在生后2～5个月内逐渐消失，如果生后未出现这些反射或者这些反射消失过迟，往往提示可能有神经系统某些异常。譬如，如果新生儿有神经系统发育异常或颅内出血时，这些反射有可能消失。常见的原始神经反射有以下几种。

觅食反射 用手指或乳头轻触新生儿的口角或面颊部，小儿就会将头转向被触摸的这一侧，可并有张嘴和吸吮动作。这个重要的反射，能使新生儿找到和吃到食物。该反射正常在生后3～4个月时消失。

吸吮反射 将乳头或手指放在小儿两唇之间或口内，即出现有力的吸吮动作。该反射正常在生后4个月时消失。

握持反射 将手指或笔杆触及小儿手心时，小儿马上将其握紧不放。该反射在生后3个月时消失。

拥抱反射 当你用手托起小儿时，其中一手托住小儿背部，另一手托住小儿头部和颈部，然后突然放低头部3～4厘米（手仍然托住其头部和颈部），使头及颈部后倾10°～15°，此时小儿出现两上肢向两侧外展伸直、手指伸开、两下肢伸直，然后两上肢向胸前屈曲内收，呈拥抱状姿势，此即为拥抱反射。该反射正常一般在生后4～5个月时消失。

踏步反射 用两手托住小儿腋下扶小儿直立并使身躯向前略倾，足底与床面或桌面接触，小儿就会自动地出现踏步动作或开步走的十姿势，即为踏步反射。该反射正常在生后2个月时消失。

交叉伸腿反射 小儿仰卧，在其膝关节处用手按住使腿伸直，再刺激同侧足底，则另一侧下肢会出现先屈曲，然后伸直并内收，内收动作强烈时可将腿放在被刺激的腿上。该反射正常在生后2个月时消失。

游泳反射 托住宝宝的腹部，宝宝就会做出像游泳的动作。这种动作约在生后4个月以后消失。

置放反射 这种反射与踏步反射非常相似，将宝宝抱直，让宝宝的脚碰触到桌边，宝宝就会抬起脚好像要踩着桌面一样。手臂也有相同的反射。

惊跳反射 当宝宝突然失去支持或受到大声刺激时，常常表现为惊恐状态，如双臂伸开，又迅速收回胸前，紧握拳头等，这个反射约在出生后4个月消失。

下 篇 二、新生儿的特殊生理现象

01 新生儿的体重怎么下降了？

新生儿出生后头几天，一般体重往往会比出生时轻，造成体重下降，有的父母不知缘由，很是担心。

其实，这种新生儿体重下降的情况，不必担心，是一种正常现象，就是平常说的"掉水膘"，在医学上称"生理性体重下降"，一般比出生时要轻3%～9%。如果能做到对新生儿正常喂哺，经过7～12天就可以恢复正常，早产儿在2～3周也可以恢复。

新生儿体重下降的原因，主要是胎儿出生后排出了胎粪和小便，吐出了较多的羊水和黏液，以及呼吸和出汗排出一些水分等，造成了摄入少排出多的现象，因此新生儿这种体重下降不是病。

在这种情况下，只要给新生儿多喂些糖水、提前哺乳，保持奶量充足，也可以减少"生理性体重下降"的现象，甚至完全杜绝这种现象的出现。

但是，如果新生儿体重低于出生时体重的10%，或2周还没有恢复到出生时的体重，就要考虑是否由食奶不足、吐奶、腹泻或其他疾病引起的，应及时到医院请医生检查。

02 新生儿皮肤为什么发黄？

新生儿出生后2～3天，有1/2～2/3的新生儿皮肤渐渐发黄，有的眼睛白眼珠（巩膜）也发黄，第4～5天明显，8～12天后自然消退。小宝宝除皮肤发黄外，全身情况良好，无病态，医学上叫做新生儿生理性黄疸。

为什么会出现发黄呢？这是因为胎儿在母亲体内时，氧气的来源靠母体的血液提供。由于血液中氧的浓度有一定限量，而母体本身也需要氧气，胎儿为了适应这种情况，要得到足够多的氧气，就得增加红细胞的数量。出生后，新生儿建立了自主呼吸，从大气中吸收氧气，不需要那么多的红细胞，多余的红细胞被破坏后，造成血液中胆红素增加。又因正常的各种肠道菌群关系还没有建立，肝脏功能又不健全，不能及时处理这些增加的胆红素。这种胆红素像黄色的染料一样，将新生儿的皮肤、黏膜和巩膜染黄，出现黄疸。

新生儿黄疸一般很轻微，8～12天后自行消退，不需治疗，可多喂些葡萄糖水即可。这种黄疸如果发生在早产婴儿则较重，出现早而退得晚，3周左右消退。

新生儿黄疸若出现过早，即在24小时以内，并且迅速发展，或黄疸消退过迟，或消退后又再现，多属病理变化，应及早去医院诊治。

03 新生儿为什么会吐出黄色或咖啡色的东西？

新生儿在出生后1～2天会吐出一些淡黄色甚至咖啡色的黏液，年轻的父母们千万不必惊慌，这是胎儿通过产道时咽下的羊水、黏液和血液的缘故，属生理现象，不是病态。

但是，若反复发生，并且新生儿有其他不适时，应及时去医院诊治。

04 新生儿有"马牙"需要治吗？

有些新生儿在上腭中线两旁或牙龈边缘可见散在的，黄白色的米粒大小的颗粒，俗称"马牙"。

它是正常上皮细胞堆集而成的，经过数周或数月可自行消退，一般对身体没什么影响，无须处理，对孩子吃奶以及将来出牙不会有什么影响。但有的老年人，尤其是农村的老人认为它影响小儿吃奶和将来长牙，主张用粗布蘸上盐粒子用力摩擦，直至擦破流血为止或用针扎。这是一种错误的、不科学的、不卫生的操作，往往会给细菌的侵入打开了缺口，有时会引起口腔炎、牙龈炎或败血症，甚至危及生命。

05 新生女婴为什么有月经和白带?

新生女婴,有的出生后5~7天,阴道有白带分泌,或者阴道有出血现象,看到这种症状,家长不必惊慌。

这是因为女婴在母亲体内时,她的阴道上皮受母体雌激素的影响而增生。出生后,这种影响突然中断了,而新生儿本身还没有内分泌周期性的作用,增生的阴道上皮就脱落随分泌物排出,形成所谓的白带;同样,子宫内膜脱落排出,就有阴道流血现象,这就是假月经。

这种现象一般发生在出生后1周之内,是正常的生理现象,不必治疗,只要保持外阴清洁,2~3周后就会自然消失。

06 为什么新生儿乳房会肿大? 挤乳房科学吗?

男女新生儿都可发生乳房肿大,一般新生儿生后3~5天乳房肿大,如蚕豆,甚至有鸽蛋大小,而且还有少量淡黄色乳汁液体分泌出来,一般生后1周左右乳房肿大最为明显。母亲看到自己孩子的乳房肿胀,认为是异常情况,并且民间流传着此时要挤压乳头,不然女孩子长大后是瞎乳头,不能分泌乳汁。男孩长大以后不美观,因此,在很多地方就有了挤压乳房的旧习俗,并流行至今。

挤压乳房是错误的,有害的,是没有科学根据的。

新生儿出现乳房肿胀是正常的生理现象,这是由于胎儿受母体内分泌(雌激素)影响突然中断所造成的,不需要治疗,2~3周就会自行消失。给新生女婴挤乳房,有可能使细菌侵入,引起乳腺化脓,严重时可导致败血症;即使不发生细菌感染,用力挤,也有可能损害乳房生理结构和功能,这会贻误孩子的一生。

07 新生儿为什么会尿血? 怎么办?

新生儿出生后2~5天,有的父母发现孩子尿血,很紧张,于是到处求医问药。其实,小宝宝并没有尿血,这是因为新生儿出水多而进水少,导致尿量少,尿液浓缩,含有较多的尿酸盐结晶而使尿液呈红色。

如果新生儿的尿液呈红色,应保证每天供给小宝宝足够的水量,如在两次喂奶间喝些温开水或葡萄糖水,一般持续数天即可自行消失。

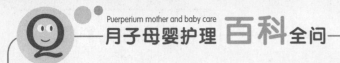

08 刚分娩的新生儿"丑相"是怎么回事?

新生儿红红的皮肤,紫色的双手,脑袋细看有点变形,浑身皱纹,比例也不对。这种"丑相"是怎么回事呢?

新生儿皮肤发红是由于皮肤细嫩的缘故。头颅不匀称或呈圆锥形,这是因为分娩时婴儿的头部受到强大的压力和骨盆的挤压所致,这一现象一般15天以内就会消失,头颅也随之变圆。长满全身的绒毛一般到7个月可全部消失。

另外,新生儿并不是成年人的缩影,新生儿的头占了整个身长的1/4,而不是成人的1/7;前额与脸部其他部位相比显得很宽,占了脸部的3/4,而不是成人的1/2;新生儿的眼大嘴大,而鼻子长得短而扁平,耳朵与面孔相比显得很大,脖子很短,使人感到他的脑袋仿佛是直接放在两肩上似的;新生儿的躯体比四肢长,手臂比腿长。

这一切都会给人留下一个"丑相"的感觉。对这些体形相貌的出现乳母们不用担心,几周之后孩子就会与出生时迥然不同,会越长越漂亮。

09 新生儿的手指为啥掰不开?

宝宝刚出世,一家人欣喜万分。但是,年轻的母亲发现孩子的双手老是攥着拳头,攥拳的样子又和成人不一样,总是拇指和掌心贴在一起,而其他的四个指头压住拇指。父母看了非常惊慌,不知道是怎么回事,并且试图掰开宝宝的手,尤其是掰拇指,总要费点力气,以为宝宝有什么残疾,忙去找医生看。

其实这是小儿大脑皮质发育尚不成熟,手部肌肉活动调节差的缘故,造成了屈手指的屈肌收缩占优势,而伸手指的伸肌相对无力,表现出来就是紧握两只拳头。年龄越小,这种现象越明显,这叫做"握持反射",属于正常的生理现象。随着婴儿的成长,待到了3~4个月,这种现象会逐渐好转,一般6个月时基本消失。

婴儿手指掰不开是正常生理现象,父母不用惊慌。

10　新生儿光头是怎么回事?

有的新生儿出生后,头皮光秃秃的,稀稀拉拉长着几根又黄又软的头发。家人不免为此遗憾,到处打听治疗方法。其实,完全不用遗憾,更不用治疗,这是正常的现象。

宝宝出生时的头发多少本来是有差别的。胎儿在母亲的子宫里发育到5~6个月时,全身就有了浓密的胎毛,以后再逐渐脱落。如果胎毛脱落过多,出生时就显得头发稀少,称为童秃。极少数的胎儿,胎毛不脱落,出生后不但头发浓密,全身的汗毛也像头发那样又浓又重,这就是"毛孩"现象。据研究分析,这种差异与母亲怀孕时的营养情况、是否患病、妊娠反应程度以及情绪好坏等均无关系。

"童秃"是暂时现象,是发育中的正常变化。到1岁左右头发会逐渐长出,2岁的时候,头发就和一般宝宝一样浓密,以后也不会出现反复而脱落。因此,完全没有必要采取任何治疗措施,如涂擦各种生发精、生发灵之类,这些药物对宝宝幼嫩的皮肤是不适宜的。

11　出现童秃的新生儿应如何护理?

对童秃的新生儿,应注意保护头发和头皮,促进毛发生长。

首先,应保持头发清洁,经常给新生儿洗头。洗的时候,可以轻轻按摩头皮,但不要揉搓头发,防止头发纠缠到一起。洗发时选用婴儿洗发液,再用清水轻轻冲洗干净。

其次,妈妈要保证有充足和全面的营养供给宝宝。多数童秃的宝宝到1岁左右头发就会长起来,到2岁时,也就拥有浓密乌黑的头发了。

下 篇 三、新生儿的科学喂养

01 新生儿需要哪些营养素?

人体的营养素有六种：蛋白质、脂肪、糖、无机盐（矿物质）、维生素和水。新生儿所需的营养素不仅要维持身体的消耗与修补，更重要的是要供给新生儿生长和发育之用。母乳是新生儿最理想、最科学、最合理的食物。它营养丰富，易消化吸收，哺食母乳的优越性是任何代乳品都无法比拟的。

02 什么是母乳喂养?

母乳喂养是指在生后6个月内完全以母乳满足婴儿的全部液体、能量和营养需要的喂养方式。在母乳喂养中，可能例外的是使用少量的营养素补充剂，如维生素D和维生素K。除母乳之外，仅给予水或其他非营养液体（不含能量和营养素）的喂养方式为基本纯母乳喂养。

03 母乳喂养对母婴有什么好处?

母乳喂养除满足新生儿的营养需要外，还对母亲及新生儿有许多持续的、有益健康的作用，并且母乳喂养也有利于增进母子间的感情。

❶母乳喂养可降低新生儿、婴儿患感染性疾病的风险。

❷母乳喂养也可以降低非感染性疾病及慢性疾病的风险。

❸母乳喂养有利于预防儿童过敏性疾病的发生。

❹母乳喂养可降低母亲患乳腺癌的发病危险。

❺母乳喂养可预防近视。科学家发现母乳喂养长大的孩子患近视眼的可能性比人工喂养的孩子要低。

⑥母乳量随着婴儿的生长而增加，温度及泌乳速度适宜，喂养方便。

⑦母乳喂养有利于增进母婴感情。母乳喂养使母婴有更多的肌肤接触，亲吻及体温的温暖等，有利于建立母婴依恋感情，也有助于更亲密的母婴亲情关系的建立。

⑧哺乳过程中，母婴间目光的对视，促使新生儿最早看见的是母亲的笑脸，是母亲那双会说话、会传递母爱的眼睛。

⑨母乳还具有经济方便、清洁卫生等优点。

⑩母乳喂养有益母亲身体健康。

因此，每个母亲，每个家庭以及全社会都应积极创造条件，争取让所有的婴儿都能吃到母乳。

04 何为初乳？初乳有什么优点？

产后1～5天或至7天内所分泌的乳汁，称为初乳。初乳呈黄白色，稀薄似水样，内含多量的蛋白质和矿物质、乳糖和少量脂肪，最适合新生儿的消化要求，又能增强新生儿的抗病能力。

初乳的优点

❶初乳中免疫球蛋白含量很高。根据对产后1～16天母乳营养成分分析结果表明，初乳中免疫球蛋白含量很高，尤其是其中的免疫球蛋白A（IgA），产后第1天含量最高，产后第3天仅是第1天的1/3，产后第6天是第1天的1/17。它能保护新生儿娇嫩的消化道和呼吸道黏膜，使之3不受微生物的侵袭。而这些免疫球蛋白在新生儿体内含量是极低的。如果用母乳进行喂养，可使新生儿在出生后一段时间内具有防感染的能力。就相当于给孩子打一次预防针。

❷初乳中含有中性粒细胞、巨噬细胞和淋巴细胞，它们有直接吞噬微生物异物、参与免疫反应的功能，能增强新生儿的免疫能力。所以，初乳被人们称为第1次免疫，对宝宝的生长发育具有重要意义。

❸初乳有轻泻的作用，它可以使新生儿的胎粪尽早排出。因胎粪中含有大量胆红素，其中50%能被肠道重吸收，所以初乳能减少高胆红素血症发生的机会。初乳中含有生长因子，促进小肠绒毛成熟，阻止不全蛋白质代谢产物进入血液，防止发生过敏反应。初乳中磷脂、钠、维生素A、维生素E含量也高。

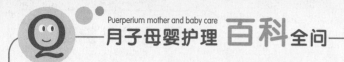
可见，初乳是新生儿最理想的营养食品，所以，应该让新生儿吸吮初乳，不宜把初乳丢弃掉。

05 产后多长时间开始让新生儿吃母乳？

近年来不少专家提出母乳喂养越早越好，他们研究发现，新生儿出生后1小时是个敏感期，且在生后20~30分钟，新生儿的吸吮反射最强。如果此时没能得到吸吮的体验，将会影响以后的吸吮能力。

他们还认为新生儿生后母婴接触的时间越早、母婴间感情越深，婴儿的心理发育越好；且新生儿敏感期正是确立母婴间感情联系的最佳时期。因此主张正常足月新生儿在生后30分钟内，就开始吸吮乳头，及早获得初乳促进乳汁的分泌。

06 母乳喂养早开奶有什么好处？

早开奶的好处很多，表现在以下几个方面：

❶产后尽早地让新生儿吸吮母亲的乳头，母亲的乳头受到有节奏的吮吸，引起反射性的刺激乳房，使乳汁分泌增多，同时也锻炼了新生儿的吮吸能力。

❷新生儿的吸吮动作，还可反射性地刺激母亲的子宫收缩，有利于子宫的尽快复原。产后子宫收缩好了，还可减少出血和产后感染的机会，有利于产妇早日恢复。

❸新生儿早吸吮母亲的乳汁，有利于及早排净胎便，若不及时排净胎便，胎便里的胆红素就会通过肠道黏膜的毛细血管吸收到血液中去，使血液中的胆红素提高，皮肤显出黄疸加重，对大脑细胞有害，影响婴儿的智力发展。

❹新生儿可以得到初乳中的大量免疫物质，以增强新生儿防御疾病的能力。

❺早喂奶不仅能增加分泌的乳量，而且还可以促使乳管通畅，防止奶胀，还能防止乳腺炎的发生。

❻早喂奶还有利于建立母婴亲密关系。能尽快满足母婴双方的心理需求，使婴儿感受母亲的温暖，减少婴儿来到人间的陌生感。

07 何为哺乳前喂养？有必要吗？

在母亲第一次哺乳前给新生儿喂糖水或牛奶，称为哺乳前喂养。

近来的研究表明，哺乳前喂养没有必要，因为新生儿在出生前，体内已储存了足够的营养和水分，可以维持到母亲来奶，而且只要尽早给新生儿哺乳，少量的初乳就能满足刚出生的正常新生儿的需要。

若进行哺乳前喂养，会使新生儿产生"乳头错觉"（奶瓶的奶头比母乳的奶头易吸吮），另一方面，因为奶粉中冲制的奶比母乳妈妈的奶甜，也会使新生儿不易再接受母乳哺乳，造成母乳喂养失败。

新生儿不愿吃母乳，一方面得不到具有抗感染作用的初乳，另一方面，人工喂养又极易受细菌或病毒污染而容易引起新生儿腹泻。对乳母来说，由于推迟开奶时间而使乳母来奶时间推迟，且新生儿不愿吃母乳易发生奶胀和乳腺炎。因此，一般来说不需要哺乳前喂养。

08 为什么要按需喂奶？按需喂奶有什么好处？

根据儿科专家近年来的研究，传统的定时喂奶办法，并不切合实际，应改为按需喂奶。也就是说，当新生儿有吃奶要求时就给予喂奶，满足其生理要求。

刚刚出生的新生儿吸吮能力很强，这是学习和锻炼吸吮能力的最佳时刻，不必拘泥于定时喂奶。有的小儿吸奶很不守"规矩"，按正常时间给新生儿喂奶，却吃了几口就呼呼入睡，而未到喂奶时间，又偏偏想吃，哭闹不安，总不能因喂奶时间未到就对其置之不理吧！总之，婴儿喂哺的个体差异很大，不能千篇一律地对待，如果硬性规定喂奶时间或次数，往往不能满足新生儿的生理需要，就会影响其生长发育。

研究表明，按需喂奶、勤喂奶能促使母乳分泌旺盛，使新生儿吃饱喝足，加快体重增长。实验证明，每天喂6次奶，乳汁分泌平均为520毫升，如喂12次奶，每天平均分泌乳汁725毫升，还可延长母乳哺乳期，不致发生中途"断炊"的现象；乳汁及时排空对乳母也有利，从而减少了乳母患乳腺炎的机会；对新生儿尤其是对体弱和未成熟儿，少量多餐可使小儿吃到更多的乳汁。

我国民间喂哺婴儿，历来有醒来就喂、饿了就喂的习惯，当新生儿有吃奶要求，就给予喂奶，这是一个既切合实际又符合科学的好办法。

另外，注意夜间喂养，除白天给新生儿足够的哺乳次数外，妈妈们还应注意夜间喂养。因为夜间产生的泌乳素是白天的数十倍，夜间坚持喂养，通过频繁的乳头刺激，既有利于反射地引起子宫收缩，减少出血，又有利于增加乳汁，促进康复。

09 哺乳的正确姿势和方法是怎样的?

产后新妈妈一定要掌握给宝宝喂奶的正确姿势和方法,只有这样,宝宝才能吃得好,吃得饱,健康地生长发育。

哺乳前先做好准备,婴儿换好尿布,乳母清洗双手,用温开水擦净乳头,并且在喂奶时乳母要轻松愉快,保持良好的心态。

哺乳的姿势 一般采取坐式,乳母坐在有靠背、高度适宜的椅子上,背向后斜,紧靠椅背,放松背部和肩部,脚踏在高低适中的小凳子上,使肌肉放松,膝上可放枕头以支托新生儿。

哺乳的方法

❶将奶头擦洗干净后要挤掉前面几滴奶,因为乳管前面的奶可能含有细菌。

❷搂抱新生儿入怀,乳母一手及前臂托住宝宝头颈部,使新生儿面向乳房,另一手的拇指向下,其余四指向上托起乳房。

❸开始哺喂时,先用乳头去触及新生儿的口唇及口部四周的皮肤,以诱发觅食反射。待新生儿口张开、舌向下的一瞬间,及时将乳头及乳晕送入口中被其含住开始吸吮。这时乳母再轻轻挤乳房,将乳汁挤入到新生儿的口腔中,哺乳时,还要防止新生儿鼻孔被乳房堵住而影响呼吸。

❹在吸吮过程中,如果乳汁充满口腔,新生儿下颌部肌肉作缓慢有力的节奏动作,并听到咽乳声,这表示新生儿吮乳及咽乳顺利。若仅吸吮而无咽乳声,说明新生儿吸吮无力,乳汁少,所以乳母要帮忙将乳汁挤入口中,促使其吞咽、吃饱。

❺每次哺乳时两侧乳房要交替喂。先喂一只乳房,吸空后再换另一只乳房。下一次喂奶要先喂上次未吸尽的一侧,吸空了再换另一侧。新生儿吸吮停止后,轻轻取出乳头。

哺乳完毕后,以软布擦洗乳头和乳房,或挤出几滴乳汁用食指擦抹乳头及乳晕,以保护皮肤。戴上舒适的乳罩。再将小儿抱直,头靠母肩,母亲用手轻拍小儿背部,使哺乳时吸入的空气排出,然后放下婴儿,让其向左侧卧,头略垫高,以免溢乳。哺喂结束后将乳房内剩余乳汁挤空,可促使乳汁分泌增多。同时,防止剩余的奶汁堵塞乳腺,引起乳腺炎。

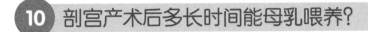

10 剖宫产术后多长时间能母乳喂养？

剖宫产妈妈与顺产妈妈相比，主要是手术中出血多，身体虚弱，恢复较慢。剖宫产妈妈的哺乳时间，需要根据身体恢复状况加以确定。有人担心剖宫产妈妈如果过早哺乳，体内的麻醉药会对宝宝产生不利影响，其实这种担心是没有必要的。

从医学角度看，当剖宫产妈妈清醒后和肢体能够活动时，麻醉药的药效也已经代谢得差不多了。因此，剖宫产妈妈可以放心地哺乳。那么，剖宫产术后究竟多长时间才能进行母乳喂养呢？具体来说，当妈妈生完宝宝，身体状况有了一定程度的恢复，对各种生命参数经过检测都比较稳定，而且血压脉搏正常，阴道出血也不多时，就可以开始哺乳了。

现在提倡早开奶、早哺乳，可以促进泌乳和加强宝宝的抗病能力。因此，剖宫产术后，只要妈妈感到身体状况允许，就可以给宝宝哺乳。

11 剖宫产妈妈喂奶姿势有哪几种？

剖宫产妈妈最佳的喂养姿势有：

床上坐位喂奶法 新妈妈取坐位或半坐卧位，在身体的一侧放一个小棉被或用枕头垫到适宜高度，再用同侧手抱住宝宝，使其下肢朝向新妈妈身后，臀部放在垫高处。同时，让宝宝的胸部紧贴妈妈的胸部，新妈妈将侧手以"C"字形托住乳房，这时宝宝就会张大嘴巴含住同侧乳头及大部分乳晕吸吮。

床下坐位喂奶法 把一张坐椅放在妈妈床边，让新妈妈坐在椅上靠近床缘，身体紧靠椅背，以放松背部和双肩，而且新妈妈身体的方向要与床缘成一夹角。把宝宝放在妈妈床上，并用棉被或枕头垫到适宜的高度，新妈妈环抱式抱住宝宝进行哺乳。

橄榄球抱法 新妈妈背靠床头，取坐或半坐卧，取一个后背垫靠着，只要舒服就行。然后，把枕头或棉被叠放在身体一侧，高度约在乳房下边缘，妈妈也可以根据个人情况自行调节高度。之后，将宝宝的臀部放在垫高的枕头或棉被上，将其小腿朝向妈妈身后，这时妈妈用胳膊抱住宝宝，使他的胸部紧贴妈妈的胸部，再用另一只手以"C"字形托住乳房，让宝宝含住乳头和大部分乳晕。

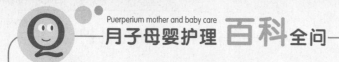

12 喂养姿势不正确有什么坏处?

如果喂养姿势不正确,往往会造成宝宝的无效吸吮,无效的吸吮则会增加妈妈的疼痛及乳头损伤。而且不恰当的喂养体位还会加重剖宫产妈妈喂养上的心理压力。

13 新生儿每次哺乳的时间以多久为宜?

新生儿哺乳无需规定时间,应该按需哺乳,应允许新生儿不受任何限制,在乳房上自由吸吮。一般在最初3~5分钟就能吸到所需的一半以上的乳汁,因此每次最多喂母乳15~20分钟,一侧乳房喂奶10分钟。每次喂奶时应先吸空一侧乳房后再吸另外一侧。但有些新生儿不熟练或无力,往往吸吮不到所需的乳汁而睡着,这时可以轻拉耳垂或手指弹脚心把他(她)唤醒,继续再喂。一般新生儿吃饱后能睡2~3小时,甚至更长的时间。如新生儿睡得很好,也不必将他唤醒,可等他醒后再喂母乳。

14 怎样判断母乳是否充足?

如果母乳充足的话,宝宝在吃奶的最初5分钟就能吃个半饱,吃饱后会安静地入睡。如果母亲的乳汁非常充沛,则有以下表现:

❶从外观上看,喂奶前奶水好的乳房饱满,表面青筋显露,用手轻挤乳头,奶水就源源流出,喂奶后乳房松软。

❷从孩子吃奶情况看,如果宝宝吸奶时,总是用力吸吮,却听不到连续的吞咽声,或吸几口才咽一次,或者吃奶时间很长,但吃后睡下不久又醒来,并向两侧转头啼哭,小嘴像是寻找乳头,那就说明母乳不够吃,不充足。若喂奶时听见宝宝有规律的吞咽声,就表示母乳充足。

❸从婴儿身体状况看,孩子没有患病体重增加,平均体重增18~30克/日,表明母乳充足。如果体重不增加或增加很慢,平均每天少于18~30克,大便稀,呈绿色,次数增多等,就表示母乳不充足。

❹有适当的夜尿量,每日至少更换6次或6次以上的尿布,通常每次喂奶时有大便,这些表现说明母乳乳汁充沛。

❺吃饱后,宝宝表现满足、安静或安然入睡,醒着时喜欢玩耍这表明母乳充足。健康母亲乳汁分泌量见表3所示。

表3 健康母亲乳汁分泌量

产后时间	每次哺乳量(毫升)	每日平均哺乳量(毫升)
第1周	18～45	250
第2周	30～90	400
第4周	45～140	550
第6周	60～150	700
第9周	75～160	750
第16周	90～180	800
第24周	120～220	1 000

15 哺乳后为何须排空乳房?

哺乳后,把乳房排空能使乳腺导管始终保持通畅,乳汁的分泌排出就不会受阻。乳汁排空后,乳房内压力降低,局部血液供应良好,也避免了乳导管内过高的压力对腺泡细胞和肌细胞的损伤,有利于泌乳和排乳。妈妈在哺乳后可以在离乳头二横指,约3厘米处挤压乳晕,并沿着乳头,从各个方向依次挤净所有的乳窦,以排空乳房内的余奶,这样做能促进乳汁分泌。

16 怎样保证和提高母乳质量?

产前乳头的准备 乳头的形状可分为正常、扁平、内陷三种。乳头扁平和内陷时,会影响婴儿吮吸,由于婴儿不能充分吮吸,会反过来影响母乳的分泌,凡乳头扁平和内陷的孕妇,在怀孕期间做牵拉练习来纠正,这样就有利于母乳的分泌。

早开奶、勤哺乳 开奶时间越早,越能刺激乳母泌乳。一般在产后30分钟开奶即可。断脐后,实行母婴皮肤直接接触,24小时母婴同室,早开奶、多吸吮、按需哺乳,这是促进乳汁分泌的有效措施。产后几天乳汁不足,千万不可放弃哺喂母乳。因为乳母在分娩后2～7天还处在泌乳期,乳汁由少到多要有个过程,只要给宝宝频繁哺乳,母乳就一定会多起来。

食量充足、营养丰富平衡 母乳是由母体的营养转化而成的，所以乳母应该食量充足，多吃营养丰富的食物。食物中蛋白质应该多一些，因为食物中的蛋白质仅40%转化成母乳中的蛋白质。食物中还应有足够的热量和水、较多的钙、铁、B族维生素。此外，乳母不应偏食、挑食，否则会影响母乳质量。乳母要根据个人乳汁分泌情况适当加强营养。

保持心情稳定、愉快 泌乳和排乳受中枢神经和内分泌调节，不良刺激能干扰这种调节作用，不少乳母有这样的经历，一旦生气心情不好，奶水就会减少，所以，乳母应力求保持轻松、愉快的情绪，家庭成员尤其是丈夫，要为乳母创造愉悦的环境，促进乳房泌乳和排乳。

避免疲劳 产妇在分娩时，精神、体力消耗很大，需要较长时间的恢复。而实际上许多乳母得不到充分的休息，因为她们需要照料婴儿，有的还需昼夜照料，这就影响了泌乳的质量，所以丈夫和家人要多为乳母分担孩子的护理工作，使乳母有较多时间休息。但休息不等于卧床，乳母也要适度活动，才有助于身体的恢复，也有助于泌乳。

谨慎用药 许多药物都能通过乳汁进入婴儿体内，所以，乳母用药要慎重，最好在医生的指导下用药，千万不要擅自用药，尤其是影响乳汁分泌的药物。乳母应禁用的药物在前面已提到。

不要喂水，不要让宝宝吸橡皮奶嘴 母乳中的营养成分和水分能满足从出生到4～6个月宝宝生长发育的需要，所以纯母乳喂养的宝宝，不必再加糖水、菜汤和其他代乳品。宝宝出生头几天，虽然初乳分泌量较少，但不必添加任何食物和饮料。给宝宝吸橡皮奶嘴，会出现"乳头错觉"，可使宝宝拒奶、烦躁，从而导致母乳喂养失败。

17 新生儿的嘴一碰就动是饿的表现吗？

有的新生儿当妈妈用手指碰一下他的嘴时，嘴马上就会动起来，并把头朝向手指的方向转动。有的大人认为这是孩子饿了的表现，于是就赶忙给孩子喂奶。其实这并不是饿的表现，而是一种条件反射。这种动作不用学，不用教，是人类及其他哺乳类动物能够生存下来的一项基本反射，在医学上叫做寻觅反射，用此来试探新生儿是不是饿了，结论并不正确。

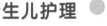

小孩出现这种条件反射不全是因为饿，但饥饿时更容易引起这种反射。新生儿是不是饿，还要靠母亲掌握按需喂奶的规律，利用反射的方法是不可靠的。

18 乳房太硬新生儿不适应怎么办？

哺乳第4天开始，乳母的乳房分泌的已不是初乳，而是大量乳汁。乳房也明显地变硬了，而且觉得不舒服，这是乳汁满盈的缘故。婴儿这时会觉得乳房太硬，难以适应，甚至吸吮不住乳头。这是因为乳头扁平，不突出。为帮助婴儿尽快适应乳房，吃上奶，同时也可以帮助乳母消除肿胀感，减轻不适，方法有以下三点。

❶新生儿吃奶之前，先用1块温毛巾敷乳房几分钟，使乳房变软；或者站着淋浴，用温水淋乳房。

❷用手轻轻按摩乳房，试着压出一些乳汁，以减轻肿胀，并帮助新生儿把乳头放入口中，过一会儿就会吮奶了。

❸把新生儿放到乳房跟前时，将那只可以自由活动的手放在乳房下，把乳房轻轻往上推，这样能使乳头突出，新生儿就可以把乳晕含在嘴里吸吮，很快就可以缓解乳房的肿胀，吃到乳汁。同时，也可以消除母亲的不适。

19 何为特殊乳房？

特殊乳房是指特殊形态的乳房，如悬垂乳、平坦乳、大乳头及乳头内陷的乳房。其发育良好，仍属正常乳房。然而它给哺乳增加了困难，如不注意，会导致少奶、无奶及乳腺炎等。对特殊乳房必须采取相应的哺乳方法。

20 悬垂乳房如何哺乳？

悬垂乳房的形态像茶壶，整个乳房下垂，乳头却在上部。由于其悬垂而造成乳腺管弯曲，使部分乳汁积聚于乳房下方，不易于婴儿吸出，同时积聚的奶汁容易淤积成块，诱发乳腺炎。母亲在哺乳时应将乳房托起，使乳腺管与乳头保持平行位，便于婴儿把整个乳房内的乳汁吸空。

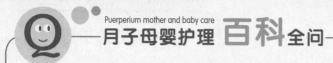
21 平坦乳房如何哺乳?

平坦乳房常见于扁胸及瘦长的女性。其乳房不够丰满、突出，也使婴儿较难吸吮，造成喂乳困难。此种乳房在喂奶前需做热敷、按摩乳房等准备工作，还要牵拉乳头，使其突出出来。哺乳时要采取上身前倾的哺乳姿势。经过一段时间的训练，婴儿就能顺利地吸吮乳汁了。

22 大乳头乳房如何哺乳?

乳头的直径一般1厘米左右，达1.5厘米左右的便是大乳头。这和遗传因素有关。哺乳前需用两手的拇指将乳头搓十几次，哺乳时需用拇指和食指牵拉乳头，为了使其变细变长，还要设法让婴儿啼哭，达到张大嘴的目的，以便将乳头、乳晕一起送入婴儿口中。经数次训练，婴儿便会适应，并吸吮到乳汁了。也可选用周径同一般产妇乳头周径相符的有边橡胶奶嘴，在奶嘴中央剪一个十字形，经消毒后，向奶嘴内挤十几滴乳汁，然后将其套在乳母的乳头上，婴儿通过橡胶奶嘴就能吸吮到母乳了。

23 乳头内陷、扁平、短小的乳房如何哺乳?

这类乳房给哺乳带来很大的困难，关键在于早期发现，及时矫正。哺乳前用两手大拇指压乳晕，再将乳头轻轻地"钳"出来，同时牵拉乳头，使其突出，马上套上乳嘴，并采取上身前倾的姿势喂奶。这样做1周后，婴儿便可顺利地吸到乳汁了。凹陷乳头的纠正方法如图14所示。

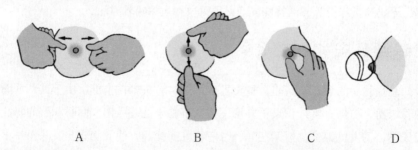

A   B   C   D

A.从乳头根部向左右牵拉　　B.从乳头根部向上下牵拉

C.将乳头向外牵拉　　D.利用橡皮球负压牵拉乳头

图14　凹陷乳头的纠正方法

24 乳头皲裂怎么办?

当乳头发生皲裂时,产妇首先要特别注意局部的卫生,以防感染。如果只是较轻的小裂口,可以涂些小儿鱼肝油,喂奶时注意先将药物洗净。产妇也可外涂一些红枣香油蜂蜜膏,即取1份香油,1份蜂蜜,再把红枣洗净去核,加适量水煮1个小时,过滤去渣留汁,将枣汁熬浓后放入香油、蜂蜜以微火熬煮一会儿,除去泡沫后冷却成膏,每次喂奶后涂于裂口处,效果很好。

产妇也可用喂奶器将奶水抽出,煮沸后喂宝宝,以免导致奶水减少,使母乳喂养失败。注意,产妇每次喂奶前后,都要用温开水洗净乳头、乳晕,保持干燥清洁,防止再发生裂口。

25 母亲澳抗阳性可以哺乳吗? 如何避免传染孩子?

母亲澳抗阳性,即乙肝表面抗原阳性。它在人群中约占10%,近年还有增长的趋势。母亲澳抗阳性能不能哺乳,就成了许多人关心的问题。首先要知道,单纯的澳抗阳性是不具有传染性的,自然也不存在会传染给孩子的问题,可以放心地进行母乳喂养。

如果母亲澳抗阳性,e抗原也为阳性,这就具备了传染性,即使你不哺乳,在你密切接触孩子的过程中,你的病毒也可能会污染孩子的奶瓶、奶嘴、食物、衣服,还有小手,这些都会通过孩子的口进入体内。所以,要避免孩子被传染,最有效的方法是接种乙肝疫苗,尤其"双阳"母亲生的小孩,要在生后2小时内接受疫苗注射,使孩子产生抗体,这样就可以放心地进行母乳喂养了。

26 黄疸性新生儿母乳喂养应注意些什么?

母乳喂养的新生儿黄疸分为母乳喂养性黄疸和母乳性黄疸综合征,有时这两种可以同时存在。它们在母乳喂养时都应注意有关事项。

母乳喂养性黄疸 也称为"缺乏"母乳的黄疸。一般发生在新生儿出生后3~4天,持续时间一般不超过10天,多发生在初产妇的孩子。究其病因有:①添加了口服葡萄糖液;②不经常哺乳;③胎便排出延迟。这些原因使新生儿缺乏母乳的喂养,造成黄疸婴儿。

母乳喂养性黄疸处理方法：①母亲一定要做到勤喂乳，在24小时内哺乳8～12次，或者更多；②要仔细观察新生儿是否确实有效地吸吮到乳汁；③注意大便性状，对胎儿排泄延迟的新生儿可行灌肠处理；④限制辅助液体的添加，使婴儿充足地摄取乳汁。

母乳性黄疸综合征 其发生率为1%，一般发生在生后7天左右。黄疸可持续3周到3个月。多见于经产妇的新生儿。婴儿全身情况良好，发育正常。究其原因，认为是母乳中的β－葡萄糖酰酶分裂肠道内的结合胆红素，增加了胆红素的肝肠循环，升高了血中的胆红素水平。

对此病的处理首先要明确诊断，排除其他可能引起黄疸的病症。如胆红素小于342微摩尔/升（20毫克/分升），不必停止母乳喂养；如果超过342微摩尔/升（20毫克/分升），可暂停母乳喂养24～48小时，但母亲要挤空乳房内乳汁，以免日后乳汁分泌减少。

27 哪些母亲不能用母乳喂养新生儿?

母乳是婴儿最佳的营养品，一般都应力争母乳喂养，只有当哺乳可能危及婴儿和乳母健康时，才不得不终止母乳喂养。

❶母亲患有严重心脏病、肾脏病、重症贫血、恶性肿瘤时，为了避免病情加重，不宜用母乳喂养新生儿。

❷母亲患有传染病，如活动性肺结核、传染性肝炎等，为了避免传染给新生儿，应采取母婴隔离，而不宜进行母乳喂养。

❸母亲患有精神病、癫痫病，为保护婴儿的健康和安全，不宜用母乳进行喂养。

❹乳母乳房患病，如严重的乳头破裂、乳头糜烂脓肿、急性乳腺炎等，应暂停母乳喂养。

❺母亲患糖尿病病情较重，血糖控制不住及需要胰岛素治疗者、甲亢患者服用抗甲状腺药时不宜给婴儿哺乳。

❻母亲轻微感冒时，应戴上口罩才可喂奶，以防止把病菌传给新生儿。如果感冒发热，体温超过38.5℃时，应当停止给小儿喂奶，待感冒痊愈后一段时期，再恢复喂奶。

❼艾滋病病毒感染者原则上不宜哺乳。

❽过敏性疾病、梅毒感染者不宜哺乳。

另外，小儿患有某些疾病，如半乳糖血症、苯丙酮尿症等，应禁止母乳喂养。

28 什么是混合喂养？如何实施混合喂养？

母乳量不足或因某些情况不能按时喂奶而用牛乳或配方奶粉来代替一部分母乳的喂养，叫混合喂养。混合喂养有两种方法：每次喂母乳后补充牛乳或配方奶粉的方法叫补授法，此方法适于新生儿至6个月以内的婴儿喂养。一次喂母乳一次喂牛乳，间隔喂养的方法，叫代授法。此法容易使母乳减少，最好在6个月以后采用。

新生儿采用补授法喂养时，每次补奶应根据母乳缺少的程度来决定补奶量。一般先喂母乳后再喂牛奶，直到吃饱为止。试喂几次后，再观察新生儿喂乳后的反应，如无呕吐，大便正常，睡眠好，不哭闹，可以确定这就是每次该补充的奶量，但还要根据新生儿每天身体增长的情况，逐渐增加奶量。

29 什么是人工喂养？人工喂养有何弊端？

母亲生病或某些特殊情况等原因，不能喂母乳时，用其他代乳品如配方奶、动物乳或其他母乳代用品喂哺新生儿、婴儿，以满足小儿生长发育的需要。完全人工喂养的宝宝容易发生便秘或腹泻，还易患呼吸道感染，尤其是用牛奶喂养的宝宝。

30 如何进行人工喂养？

1 如何冲调牛奶？

凡新生儿喂养牛奶，必须加水稀释后才能喂给。一般1～2周新生儿宜用2～3份牛奶加1份水；3～4周小儿宜用3～4份牛奶加1份水；满月以后小儿不宜加水，可喂全奶。

将配好的奶液倒入奶锅中，放在火上旺火烧沸后，改小火煮2～3分钟后，锅离火加入白糖（糖量为奶量的5%），凉一会儿，装入已消毒好的奶瓶。

新生儿一般每天喝7～8次奶，每次喂奶间隔时间为3～3.5小时。如3千克的新生儿，则需要给奶为100毫升×3=300毫升，再加上150毫升的水总量为450毫升，分7～8次吃，每餐60～70毫升（具体内容见表4）。

表4　不同阶段宝宝哺喂次数与奶量

月　龄	每天喂奶次数	每次奶量(毫升)
生后1周内	7	40～60
生后8～14天	7	62～90
生后15～28天	6	90～120

2 如何调配配方奶？

调配配方奶粉应按说明书根据不同周龄调配，将奶瓶注入所需的温开水，用专用的量匙量取所需的匙数（平匙）放在奶瓶中，盖上奶嘴及瓶盖，轻轻摇动，使其完全溶解。配方奶粉不用加糖，因为在奶粉中已经放有足够的糖。

注意喂新生儿的奶粉别冲得太浓，一般新生儿的胃容量大约为50毫升，肠管长度约是身长的6倍，刚离开母体的新生儿，消化器官很娇嫩，消化腺不发达，分泌功能差，许多消化酶尚未形成。因此，喂养过程中奶粉和水搭配比例是非常有讲究的，必须按照食用说明来配制。如果太浓，可致孩子消化不良，严重的可致肠坏死，休克，甚至危及生命；如果太稀，孩子的营养供给肯定不足，轻则导致营养不良，重则成了"大头娃娃"。

3 如何试乳温？

每次喂奶前需先试乳液的温度是否适宜。试温方法只需倒几滴奶液于手腕间，不感到烫或凉为宜。切勿由成人直接吸奶头尝试，以免将成人口腔内的细菌带给新生儿。

4 如何正确喂奶？

乳母选择舒适的位置，使其背部和腰部有支托，斜抱婴儿成45度，也就是新生儿斜躺在怀里，将充满奶水的奶头塞入小嘴中，避免吸入空气。喂奶后需将新生儿抱起，头伏在乳母肩上，轻拍背部，使空气排出，避免回奶。

5 如何掌握喂奶时间?

通常每隔3～3.5小时应喂1次奶,每次喂奶时间不宜超过半小时。

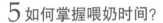

31 人工喂养有哪些注意事项?

1 如何选择和消毒奶具?

奶具应选择直形奶瓶,软硬适度的奶头。奶头开孔大小要适宜,一般倒拿奶瓶,奶水能连续滴出,说明孔径大小合适。若连续流出则说明孔径大,易引起宝宝呛咳等,若断断续续滴出,说明孔径太小,宝宝吸吮困难,易疲劳而吃不饱。还应具备专用的匙、碗、杯、锅、洗瓶刷、盖布及擦布等供配制乳液用。

新生儿用的奶具及配乳液用的用具必须每次消毒。将奶瓶奶嘴等要洗刷干净,放入冷水锅中煮沸10分钟后,立即取出放在消毒过的带盖锅中备用,以保证清洁卫生。每次取用时要先用肥皂洗净双手。

2 煮牛奶的时间多长为宜?

有人认为给小儿煮牛奶的时间越长越好,这样可以消毒得更彻底,更容易消化吸收。其实不然,牛奶含有丰富的蛋白质,加热时,呈液态的蛋白质微粒会发生很大变化。当牛奶温度达到60℃～62℃时,就会出现轻微的脱水现象,蛋白质微粒会由溶液状态变为凝胶状态,并出现沉淀。

牛奶中还含有一种非常不稳定的磷酸盐,加热时也会以不溶性物质形成沉淀。当牛奶加热至100℃左右时,牛奶中的乳糖开始分解,使牛奶带有褐色,同时还会生成少量的甲酸,使牛奶带有酸味。最好的煮沸方法是采用"巴氏消毒法"。方法是把牛奶加热到62℃～65℃,保持30分钟,或将牛奶加热到75℃～90℃,保温15～16秒。这样就可以把细菌杀死。如无法控制以上温度,也可以将牛奶烧开煮1～2分钟,但千万不能煮沸时间过长。

3 怎样给宝宝补充适量的水分?

母乳中水分充足,因此母乳喂养的宝宝在4～6个月以前一般不必补充水分。而人工喂养的宝宝则必须在两顿奶之间补充适量的水。牛奶中含蛋白质与无机盐比母乳多，故人工喂养较母乳喂养的新生儿所需的水量多。每日每千克体重需100～150毫升水。此外，在两次之间加喂一次水，可以促进新陈代谢的进行，有利宝宝对高脂蛋白的消化吸收，另一方面保持宝宝大便的通畅，防止消化功能紊乱，同时也可以清洁口腔。

32 让人工喂养儿吸吮母亲乳头有什么好处？

一般家庭采用人工喂养后，就不再让新生儿吸吮母亲的乳头。据调查表明，让人工喂养儿吸吮母亲的乳头，有很多好处。

❶增强母婴感情。

❷有益于婴儿精神、神经发育。

❸有利于婴儿食乳能力增强、牙齿生长。

❹促进母乳分泌。

但是，让新生儿吸吮乳头必须是在乳母没有传染病的情况下进行，以确保新生儿的健康。

33 怎样为新生儿选择代乳品？

新生儿进行人工喂养时，代乳品的选择非常重要。因为它关系到宝宝的生长发育。那么该如何选择呢？

我们认为应首选配方乳，其次是动物奶，如牛奶、羊奶。

配方乳又称人乳化牛奶粉，是由鲜牛奶添加适量的脂肪、乳糖或食糖、维生素、矿物质及其他有益的成分制成。其营养成分接近母乳，是人工喂养婴儿的最佳食品，并且食用方便，随吃随冲，又易于贮藏。

牛奶营养丰富，是婴儿较好的食品。与人乳相比，牛奶蛋白质含量高，并以酪蛋白为主，在胃内形成凝块较大，不易消化；饱和脂肪酸高，不易消化吸收，乳糖少，矿物质较高，增加尿液渗透压和水的排泄。而锌、铜等微量元素含量很少，钙磷比例也不太合适。大多数种类的维生素含量比母乳低。

另外，牛奶中铁的含量很低，且吸收率仅约10%，而母乳中铁的吸收率高达

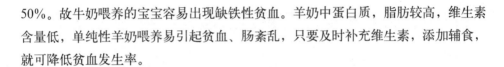

50%。故牛奶喂养的宝宝容易出现缺铁性贫血。羊奶中蛋白质，脂肪较高，维生素含量低，单纯性羊奶喂养易引起贫血、肠紊乱，只要及时补充维生素，添加辅食，就可降低贫血发生率。

34 新生儿为什么要慎喂羊奶粉？

由于担心牛奶不安全，一些家长选择给新生儿喂羊奶粉。专家指出，由于羊奶中叶酸含量较少，加之分子量大，不满4个月的宝宝要慎喝。

羊奶与牛奶的营养成分类似，羊奶较牛奶含有更多的蛋白质和矿物质，对牛奶过敏的宝宝可选择羊奶。但羊奶中叶酸含量较少，容易引起宝宝发生巨幼细胞性贫血。由于不满4个月的宝宝不能吃辅食，不能从食物中补充叶酸，因此，在给宝宝选择奶粉时要特别慎重。如果选择羊奶粉，最好选择叶酸含量高的配方羊奶粉。

35 可以用酸奶喂养新生儿吗？

酸奶具有较高的营养价值，但对新生儿是不合适的。这是因为酸奶中含有乳酸，这种乳酸会由于新生儿肝脏发育的不成熟而不能将其处理，其结果是乳酸堆积在新生儿身体内，而乳酸过多是有害的，所以新生儿不能长期用酸奶喂养，只能作为临时性喂养。另外，酸性物可使钙质不易消化吸收，对新生儿的发育不利。

36 新生儿为何慎喂牛初乳？

牛初乳再好，也好不过母乳。牛初乳对小牛有提高免疫力的作用，但对新生儿不一定能产生免疫功能，毕竟人体和牛的免疫机制不同。而母乳才是新生儿、婴儿最理想的食物，母乳能够为新生儿提供生长发育所必需的各种营养物质。

有关调查显示，牛初乳配方奶粉中，与人乳相同的营养成分含量很低，如果长时间单一喂养牛初乳奶粉，很可能导致新生儿营养摄入不足，影响其生长发育。

此外，牛初乳是刚生完小牛的母牛的乳汁，里面的促性腺激素含量较高，这种激素补充过量，如果不能被孩子正常代谢，将对孩子产生不良影响。长期过量服用，这些激素在身体中不能自然代谢，就可能留在身体里促进性腺发育。

另外，牛初乳是母牛生产后2～3天所分泌的乳汁，产量非常有限，市场上一些号称牛初乳的产品中，到底含有多少牛初乳成分，不得而知。

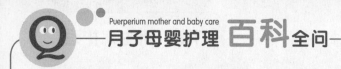

37 为什么不能用麦乳精作主食喂养新生儿?

麦乳精是用砂糖、麦芽、甜炼乳等原料加工制成的,其中奶粉的含量少,它所含的蛋白质和脂肪大约为奶粉的一半,如果冲成奶粉一样的甜度,就要比奶粉多加一倍的水,这样蛋白质就更少了,而糖类的含量却高达73.5%。因此不能作为主食来喂养婴儿,只能作为一般的饮料。

38 为什么不能用甜炼乳作主食喂养新生儿?

甜炼乳是由新鲜牛奶在真空中浓缩至2/3,再加40%的蔗糖制成的。其主要营养素与鲜牛奶相比,差距很大,甜炼乳脂肪、糖含量比鲜牛奶高得多,饮用时,只要加1倍的水,便可成为原奶的浓度,但其中的糖量则很高,不适宜喂养婴儿。如果把炼乳中的糖含量降至10%以下,就得把炼乳稀释4倍,不能满足婴儿对营养素的需求,如长期以炼乳为主食的话,宝宝就会因蛋白质和脂肪摄入不足而造成营养不良,所以,甜炼乳也不能作为主食来喂养新生儿。

39 何为早产儿? 早产儿有什么特点?

医学上把妊娠不足37周便出生的新生儿,称为早产儿。

早产儿的体重不足2500克,身长小于45厘米,而且动作少、哭声小、吸吮能力弱,外观皮肤红、薄、嫩、发亮,面额部有皱纹,皮下脂肪少,头发似棉花状,指(趾)甲较软,耳郭软薄,足跟光滑,睾丸未降入阴囊。

40 怎样科学喂养早产儿?

早产儿过早来到人间,身体各器官功能很不完善,所以必须严密护理,精心喂养,才能使之健康发育生长。早产儿应如何喂养呢?

首先要尽早吃到母乳,这样可以使其生理性体重下降时间缩短,程度减轻,低血糖的发生率减少。喂哺方法按早产儿成熟程度而异,对出生体重较重,吸吮能力较强的,可直接进行母乳喂养。目前研究表明,早产乳母的乳汁成分与足月乳母的乳汁成分基本相同,完全适合早产儿的生长发育需要及消化能力。因此,要让早产儿吸吮，勤吸吮，使乳母乳汁分泌增加。如果早产儿的吸吮力差，可将乳母的乳汁挤出用匙喂哺。母乳不足，可进行人工喂养，应以早产儿配方奶为宜。体重较轻，吸吮能力不全的早产儿，可用滴管或胃管喂养。

其次，早产儿的摄入量随其体重及成熟程度而异，以下公式可供参考。最初10天早产儿每天摄入量（毫升）＝[(出生实足天数＋10)×体重（克）]/100；10天后每天摄入量（毫升）＝1/5～1/4体重（克）。按上述公式计算的是最大摄入量、如果早产儿不能吃完，可根据其剩余的奶量，酌情进行静脉补液，以保证热量、蛋白质和水分的供应。

也可以简单地给予如下喂奶量，出生最初3天，每天可按每千克体重140毫升喂给。以后每天每千克体重增加10毫升。从第10天起，每天每千克体重给予200毫升。

再次，每次喂奶的时间间隔因人而异，一般来说如体重在2000克以上者，按每3小时喂奶1次计算，每日喂奶8次；体重在1500～2000克的，每2小时喂奶1次，每日喂奶12次；体重在1000～1500克的，每1.5小时喂奶1次，每日喂奶16次；体重1000克以下者，每小时喂奶1次，每日喂奶24次。

另外，由于早产儿是提早出生的，体内维生素和铁的储备量少，加上出生后生长发育比足月儿快，更容易发生营养素的不足。因此，早产儿在出生后2～3天应额外补充维生素K1和维生素C，出生后1～2周就应添加维生素A和维生素D，出生后1个月应开始补充铁剂以防缺铁性贫血。

41 怎样给双胞胎哺乳？乳汁不足如何哺乳？

只要双胞胎新生儿出生时体重不是太轻，就完全可以对两个婴儿进行哺乳。乳房一般会适应其需要，不过哺乳会很费劲，必须兼顾哺乳和睡眠。为了得到充分的休息，开始时，应有人帮助做家务活，婴儿的父亲应参与护理。

可以同时对两个婴儿进行哺乳。哺乳时可坐着，让婴儿躺在乳母髋骨的左右两侧，然后将婴儿抬高一点，两只手让婴儿头部靠近乳房，两肘揽住婴儿的身体，也可以单个哺乳，这样会方便一些，但很费时间。

如果乳汁不足，可每次只给一个婴儿哺乳，另一个用奶瓶喂养，这件事可由另一个人来做，下次哺乳可换上另一个婴儿，这样，两个婴儿都可以吃到母乳。

如果婴儿由于早产或体重太轻而必须住院时，可按时把乳汁吸出来（最好用借

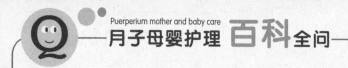
来的电子吸奶器），这样，在婴儿出院之前，就可得到乳汁供应。只要能按时将乳汁送往医院，医院可以在那里对早产儿进行喂养，为了婴儿的健康应坚持这样做。

42 影响新生儿智力的因素有哪些？

科学研究指出，由于妊娠后3个月的宫内营养不良或生后第1年中的营养不良，都会引起小儿智力发育的受损，所以，最好从母亲怀孕期间就开始注意，除了要避免感染外，还应给孕妇以足够的营养来保证胎儿在宫内的正常发育。一般刚出生的足月新生儿的神经系统发育是不够成熟的，而在生后的第1年内，特别是第1个月，是大脑发育最快的时期，也是最容易受到影响的时期。

43 新生儿的喂养对新生儿的智力有何影响？

❶新生儿时期血糖过低会影响神经细胞营养不良而引起智力低下，特别应该注意不要使小儿处于饥饿状态，尤其是出生体重较轻、比较消瘦的新生儿，更应注意及时喂养。

❷新生儿的标准体重是2500克，以后前半年中每个月增加600克，后半年中每月增加500克，到1岁时应为9000～10000克，假如体重增加过慢，达不到标准，就应注意检查是否是由于喂养不当引起的，因为较严重的营养不良是可以影响大脑发育的。

❸有些先天性代谢疾病，如苯丙酮尿症、半乳糖血症等，都是一种先天性酶缺陷的病。得这种病的新生儿，刚出生时正常，若给予普通喂养，以后就会发生智力迟钝及肝脏病变等，所以应及早诊断后，尽早开始饮食治疗，根据不同疾病给予特殊的饮食。在生后1个月内即开始治疗者，智力发育可不受影响。如果发现婴儿吃奶不好，容易呕吐或者黄疸不退，以及尿有"霉臭"或"鼠尿"气味时，最好能及时到医院去，争取早诊断，早治疗，以免影响小儿的智力发育。

从以上所述看出，新生儿的喂养与以后的智力关系极大，不可忽视。

44 新生儿健康的标准是什么？

父母都希望自己的宝宝健康成长，也有的因为自己的宝宝长得比别人的同龄宝宝胖而高兴。其实，营养不良或长得太快太胖都不是健康的表现。

那么新生儿健康的标准是什么呢？

一般刚出生的足月儿，体重应该有2500克。若小于2500克，那可能是在母亲子宫内因营养不良而影响了发育，这种孩子叫宫内发育迟缓儿。大于4000克的孩子叫做巨大儿，这经常是因为母亲有糖尿病或其他疾病引起的。这种过小或过大的孩子都比较容易得病，需要进行特殊护理。

如果喂养合适、生长顺利，新生儿的体重在第一个月应增长600克以上。若小儿在满月时还没有达到标准，那就应该检查一下是什么原因，是喂奶量不够，还是饮食质量不好？还是有什么疾病影响了营养的吸收？

除了体重这个指标外，营养好的孩子皮下脂肪都比较丰满。凡是营养不良的孩子，开始表现是肋骨显露、腹部凹陷，后来就渐渐成个小老头一样，尖下巴、抬头纹，只剩下一对无神的大眼睛；头发也较稀疏而没有光泽，哭声微弱，四肢无力；有的还出现水肿，这是严重缺乏营养的表现，需要及时送到医院治疗。

45 简易的回乳方法有哪些？

在正常断奶之前，因某些特殊原因不得不断奶时，必须采用急断法，此属非生理性断奶。如乳母患有严重的疾病或死胎、死产、新生儿死亡等情况，需要回奶。

下面介绍几种回奶的方法：

❶首先要注意饮食，以减少乳汁的分泌。注意少喝汤，少吃流质和油腻的食物。不要挤奶。

❷服用维生素B_6 200毫克，每日3次，连服5天，可起到回奶作用。

❸前列腺素片口服，在乳房开始泌乳时即服用，可起到良好的作用。

❹苯甲酸雌二醇4毫克，肌内注射，每日2次，连用3天。

❺炒麦芽60～120克，水煎，每天1剂，连服3天。

❻生山药20克，青皮10克，煎汤服。

❼将乳汁挤掉，外面用布包包好120克芒硝，敷于乳房，潮湿后更换，直至停止泌乳。

❽麦芽30克，山楂30克，神曲30克，煎汤代茶饮，连服5～7日。

❾针刺临泣、悬钟等穴位，两侧交替，每日1次，用弱刺激手法，7日为1个疗程。

下篇 四、新生儿的精心护理

01 新生儿的卧室应具备什么样的条件?

胎儿在母体内生活了10个月,出生的婴儿就像刚出土的幼苗,非常娇嫩,所以必须保护好。新生儿的卧室是非常讲究的,应尽量符合以下几个条件。

朝南或阳光充足的房间 在无风的时候打开窗户,让温暖的阳光直射进来,阳光中的紫外线不仅有消毒作用,直接照在新生儿的皮肤上还可在其体内转化成维生素D,故能预防维生素D缺乏性佝偻病的发生。

保持适宜的温度与湿度 足月新生儿要求室温在22℃～24℃,相对湿度为60%～65%;早产儿要求室温在24℃～27℃,相对湿度为65%以上。无论是足月儿还是早产儿,室内的温度和湿度都要保持相对的恒定,忽冷忽热,忽干忽湿的空气往往会导致新生儿疾病的发生。

保持良好的通风 新生儿需要新鲜的空气,无论冬夏,每天都应开几次窗户,以保持卧室的空气新鲜,如果空气不流通,密闭的卧室会成为细菌繁殖的良好环境。

保持清洁 新生儿卧室要经常保持清洁卫生。要进行湿性打扫,家具应常用湿布揩灰尘。常用吸尘器吸尘。

保持环境安静 新生儿每天睡觉时间达18小时以上,良好的睡眠有利于他们健康成长。而安静的环境是良好睡眠的保障。但并不是一点声音都没有。因为新生儿对噪声的反应并不敏感,有些轻微的说话声,悦耳的音乐声可以刺激他的听觉发育。

保持适当强度的光线 卧室的光线(包括灯光)不宜过强,强烈的光线对新生儿的眼睛刺激太强,从而影响其视觉发育。但室内光线也不能太暗,否则将不利于新生儿观察周围的事物。

适宜的室内布置 在卧室的墙上可挂贴一些色彩鲜艳的图片、绘画，或者在小床上方放些玩具，以刺激新生儿早期的视觉发育，但要注意这些东西不要一直固定在同一个地方，也不能离新生儿眼睛太近，否则容易引起新生儿斜视。

另外，要注意刚装修好的房间不宜做新生儿卧室，以免装潢材料中的一些有毒性气体污染室内空气，危害新生儿的健康。

02 新生儿房间夜里为什么不能长亮灯?

为了便于夜里给新生儿喂奶、换尿布，许多妈妈总爱在房内通宵点灯，这样做对孩子的健康成长不利。

据英国一家医院的新生儿医疗研究小组报道，昼夜不分地经常处于明亮光照环境中的新生儿，往往会出现睡眠和喂养方面的问题。研究人员将40名新生儿分成两组，分别放在夜间熄灯和不熄灯的婴儿室里进行观察，时间均为10天。结果前者睡眠时间较长，喂奶所需时间较短，体重增加较快。

有关专家认为，新生儿体内的自发的内源性昼夜变化节律会受光照、噪声及物理因素的影响。在这种情况下，昼夜有别的环境对他们的生长发育较为有利。

03 新生儿应选择怎样的睡姿? 各有什么优缺点?

新生儿从早到晚几乎都处于睡眠或半睡眠状态，采取什么样的睡姿更有利于新生儿的健康? 这个问题不可忽视。

新生儿不会翻身，他们的睡姿主要由照顾者(父、母)决定，同时，新生儿整天生活在床上，即使醒着也存在体姿问题。因此睡姿是直接影响其生长发育和身体健康的重要因素。

睡姿有仰卧位、俯卧位、左或右侧位，那么新生儿采用什么样的睡姿好呢?

仰卧 这种睡姿使全身肌肉放松，对心肺、胃肠和膀胱等全身脏器压迫最少，但是它又可能使已经放松的舌根下坠，阻塞呼吸道。成人熟睡后打呼噜，就是气流冲破阻塞的呼吸道而震动发出的响声，新生儿的这种姿势也可能出现呼吸费力，同时新生儿的胃呈水平状态，胃底发育不全，吃奶时进入胃里的空气要排出来（打嗝）往往会溢乳，仰卧时溢乳很危险，奶汁有可能呛入气管窒息。新生儿的颅骨较软，受压后容易变形，若长期采用固定的仰卧姿势，枕后部受到压迫就会变得扁平。

俯卧 这种睡姿对心肺、胃肠、膀胱压迫较重，而且口水也容易流出不易下咽，最重要的是新生儿不会转头和翻身，被褥容易堵塞口鼻而引起窒息，绝大多数父母都不愿让婴儿采用这种睡姿。不过近年来联合国世界卫生组织大力提倡新生儿采取俯卧式体位，理由是采取这种姿势可以增加新生儿头、颈及四肢的活动，内脏压迫又能增进心肺等器官功能活跃，据统计身体生长速度大大超过一般新生儿。但是，俯卧位还是有一定危险性的，因为俯卧时孩子的面部很容易埋在床面上不能透气，小儿由于竖颈肌没有发育好，不能自己转头调节，容易引起窒息死亡。

侧卧 侧卧位睡眠既对重要器官无过分压迫，又有利于肌肉放松，是一种应该提倡的小儿睡眠姿势。因为侧卧最符合人体的生理需要，侧卧时脊柱略微弯曲肩膀前倾，两腿弯曲，双臂也自由放置，全身的肌肉处于最大限度的松弛状态，血液循环畅通使宝宝不但睡得安稳，而且睡后精力充沛，心情愉快。对于消化道功能还未健全，吃奶后容易溢奶的新生儿来说，侧睡还可以使溢出物不易进入呼吸道而引起窒息，右侧卧位较左侧卧位更佳。但新生儿长期偏向一侧睡，会使脸部两侧不对称，易引起颈肌扭伤，也有可能造成斜视。

04 为什么要经常给新生儿变换睡姿?

对新生儿来说，还应该特殊矛盾特殊处理。因为这时他们的头颅骨缝还未完全闭合，如果始终或经常地向一个方向睡，可能会引起头颅变形，或易发生窒息。所以这三种姿势长期采用都不适合，应常换体位。

例如长期仰卧会使孩子头型扁平，长期侧卧会使孩子头型歪偏。仰卧时，容易呼吸不便，没人在旁照看，可能发生意外。

正确的做法是经常为宝宝翻身，变换体位，一般4小时调换1次。饮食后要侧位睡不要仰卧睡，在成人与新生儿讲话、逗乐、给他看玩具、听音乐以及穿衣洗脸后都需要采取仰卧位。在新生儿吮奶前，空腹时可以在成人照看下俯卧。左右侧卧时要当心不要把小儿耳轮压向前方，否则耳轮经常受折叠也易变形。

05 新生儿睡觉怎样取合理方位?

新生儿睡眠方位合理与否主要是如何注意与光声的方位是否合理。

新生儿睡眠有个两侧光线明暗不等的问题，或者睡觉时一侧带有较大的声响，一侧声响较小。如睡眠方位不当，就会引起不良后果。

❶新生儿生后2～3周，就能两眼凝视光线，并能追随物体，随着光和声音转动头部。如常面向光亮或声音一侧而卧，久而久之，骨缝尚未完全闭合的颅骨就会出现畸形，加上同侧胸锁乳突肌持续性收缩，可能导致后天性斜颈。

❷宝宝会有生理性保护反应，表现为光线强的一侧眼睑常眯起，瞳孔缩小。时间久了，可使一侧眼睑下垂和双侧瞳孔调节功能不协调，因而出现双侧眼裂不等，甚至出现视力障碍。

合理、科学的睡眠方位就是，宝宝的头部或脚部朝着光线较强或有响声的一方，这样即使有了声音及光亮刺激，宝宝也不需要转动头部和过度转动眼球。

06 新生儿的睡眠需要多长时间？

新生儿除吃奶或尿布潮湿时会觉醒外，几乎都在睡觉。睡眠多，一方面是生长发育的需要，另一方面也是脑神经系统还没有发育健全，大脑容易疲劳的缘故。正常新生儿每天睡眠时间约20个小时。但也有差异，有的新生儿睡眠时间稍短些，但只要精神状态很好，也不要担心。随着孩子一天天长大，睡眠时间会渐渐缩短。

如果新生儿白天清醒的时间逐渐增多，那么夜间睡眠的时间就应该相应延长，要逐步建立白天少睡、夜间熟睡的习惯，如果睡眠不足会使新生儿生理功能紊乱，神经系统调节失灵，食欲不佳，抵抗力下降。俗话说，能睡的孩子长得壮，也有的说多睡觉的孩子个子高，可见睡眠对孩子的生长发育极其重要。要注意给新生儿创造一个舒适、安静的睡眠环境，千方百计保证孩子有足够的睡眠时间。

07 新生儿夜间不睡白天睡怎么办？

有些新生儿夜间哭闹不睡，白天反而熟睡不醒，这不仅妨碍父母休息，也使四邻不安，人们称这种小孩是"夜哭郎"。这是由于新生儿神经系统不完善，还没有建立起白天短时间睡眠活动，夜间长时间睡眠的条件反射。因为在母体内，孩子是不分昼夜的，出生后尚未适应外界环境，不会分辨白天黑夜。为了培养其正常习惯，家长可有意识地让孩子白天少睡觉。

具体做法是：白天可少喂些奶，使孩子处在半饥饿状态，或多给孩子些刺激（捏耳垂、弹足底等），使孩子睡不踏实，让新生儿白天多醒儿次，逗引他玩，这

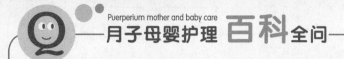
样，白天孩子疲倦了，夜晚自然就会睡得安稳。如果情况严重，可找医生看看。经过几天适应过程，正常的睡眠规律就会慢慢形成。如果发现新生儿夜间哭闹不睡觉，必须高度重视，及时纠正。因为儿童体内有一种生长激素，它的分泌呈昼夜规律，夜间释放的生长激素要比白天多。新生儿夜间哭闹不睡觉，会使生长发育迟缓，对他的成长不利。

08 为什么不能让新生儿整夜睡觉？

有关儿科专家指出，在新生儿护理过程中最容易犯的错误，就是让新生儿整夜睡觉。儿科专家说，2周内的新生儿是不能整夜睡觉的，父母必须每隔4个小时喂食一次宝宝。新生儿如果长时间得不到进食，会发生脱水。况且，假如新生儿一觉能睡8小时以上，很有可能是患了严重的黄疸病，新生儿过于困倦，以至于无法唤醒自己用啼哭来要求进食。专家表示，4个小时的进食习惯应该至少持续2周以上，直到新生儿的体重有了明显的增加后，才可以让其睡一整夜。

09 新生儿为什么睡觉不安？应采取什么措施？

新生儿在正常情况下每天有18～22小时在睡眠中。新生儿睡眠不安是一些家长常常遇到的问题。

要解决问题就要寻找孩子睡眠不安稳的原因，再采取相应措施。看看室内温度是否过高，或是否包裹得太多，孩子因太热而睡不安稳，这时孩子鼻尖上可能有汗珠，摸摸身上也汗湿，这就需要降低室温，减少或松开包被，孩子感到舒适就能入睡；如果摸孩子小脚发凉，则表示孩子是由于保暖不足而不眠，可加盖被或用热水袋在包被外保温；大、小便弄湿了尿布使孩子不舒服也睡不踏实，应及时更换尿布；母乳不足孩子没吃饱也影响睡眠，就要勤喂几次，促进乳汁分泌，让孩子吃饱。

如果上述情况都不存在，而母亲可能在孕期有维生素D和钙剂摄入量不足的情况，新生儿可能有低钙血症，早期也表现睡觉不踏实，给孩子补充维生素D和葡萄糖酸钙即可见效。

如果除睡眠不安还伴有发热、不吃奶等其他症状时，应立即去医院检查，请医师医治。

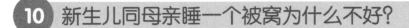

10 新生儿同母亲睡一个被窝为什么不好?

有的乳母习惯与自己的新生儿同睡一个被窝，尤其是冬季，母亲怕新生儿冷，喜欢搂着新生儿睡觉。这种现象在农村较为普遍，这是很不卫生的，害处极大。

乳母搂着新生儿睡觉，大人孩子都得不到舒适的休息，不利于消除疲劳和身体健康。一旦乳母患了感冒、肺结核或皮肤病，由于新生儿的免疫力和抵抗力都很低弱，就很容易通过呼吸、皮肤接触传染给新生儿。乳母活动范围广，携带各种病菌机会就多，乳母和新生儿同睡一个被窝，容易将病菌传染给他（她）们。

此外，因乳母熟睡，容易将手或被褥捂住新生儿口鼻，导致窒息，甚至死亡。母婴睡在一起，婴儿一哭，母亲就给奶吃，有时，婴儿含着乳头就睡着了，这样吃吃睡睡，睡睡吃吃，其结果不仅不利于母婴休息，而且对婴儿的消化也是不利的。为了母婴的健康，出生后婴儿就应分床睡。

11 为什么不能抱着新生儿睡?抱着睡有什么弊端?

婴儿的出生给家庭增添了许多欢乐，父母亲千方百计爱护着他，甚至舍不得让新生儿哭一声，新生儿一哭就赶紧抱起来哄一哄，即便睡觉的时候也要把小儿抱在怀里。这样时间久了，就会让新生儿养成不抱不睡的坏习惯，这对母婴健康都是不利的。

产后乳母的身体需要恢复一段时间，由于分娩使体力大量消耗，身体的抵抗力下降，如果经常抱着新生儿睡觉，乳母就不能充分睡眠和休息。这样一来，不仅影响体力恢复和生殖器官修复，而且也很容易导致某些疾病的发生。

更重要的是，新生儿初到人间，从此时起就要使其养成良好的睡眠习惯，让新生儿独自躺在舒适的床上睡觉，不仅睡得香甜，而且还利于心肺、骨骼的发育。如果经常抱着新生儿睡觉，不利于新生儿呼出二氧化碳和吸进新鲜氧气，影响新生儿的新陈代谢，新生儿的身体得不到舒展，甚至弯着腿、躬着腰，直接影响孩子的成长。同时也不利于新生儿养成独立生活的习惯。

12 新生儿睡觉时为什么会惊跳?

父母会发现新生儿睡觉时，一有声音(如人声、开门声、关门声等)就会发生惊跳，但不会醒来。这是因为新生儿的神经系统还没发育完善，很容易惊吓，而且，宝宝在

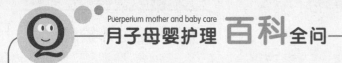
睡觉时，有时还会出现皱鬼脸，咂巴嘴，小手小脚做些很微小的动作，惹人喜爱。因此，大人不必担心，适当给些轻柔的安抚即可。

13 怎样培养新生儿的自然睡眠习惯？

有些新生儿出生后，睡眠规律尚未形成，该睡觉时不睡，甚至哭闹，人称"闹觉"，只有大人将其抱起，拍拍摇摇，或者含着乳头才能入睡，这些习惯都是被大人惯的。

新生儿大脑发育还不健全，出生后几乎大部分时间都处于睡眠状态，每天有18～22小时在睡眠中，只有短时间清醒。清醒后很快就会感到疲倦，这时孩子常以"哭"表示他累了，只要环境安静、舒适，片刻后孩子就本能地自然入睡。

可是有许多家长最怕新生儿哭闹，常常是新生儿一哭就抱起来。其实，"哭"是新生儿的本能要求。当新生儿哭时，家长要分析一下哭的原因。一般新生儿在吃饱奶后又无其他不舒适（如尿布湿了，皮肤皱褶处淹了……）时，哭闹常常是疲倦的表示。如果这时大人总是抱着婴儿拍、摇、掂等，倒是破坏了婴儿本能的自然睡眠的调节规律，而形成新的条件反射。这样，婴儿以后则必须在大人的拍、摇情况下才能入睡，渐渐地养成"闹觉"的坏习惯。

所以，当新生儿确实是因疲倦而哭闹时，可采用以下方法诱导小儿自然入眠：首先，妈妈要靠近新生儿，用手轻轻抚摸宝宝的头部，由头顶向前额方向，一边抚摸一边发出单调、低弱的噢噢声，或者将新生儿的单侧或双侧手臂按在他的胸前，保持在胎内的姿势，使孩子产生安全感，就会很快入睡。

另外，在宝宝入睡前应清洗干净，如洗澡洗脸，换好尿布；喂足量的奶；可播放一些柔和、轻缓的音乐，于每次睡前给宝宝听，久而久之让宝宝形成条件反射，听到这些音乐，就知道要睡觉了。

这样宝宝慢慢地就会养成自然入睡的习惯。

14 新生儿应该睡什么样的床？

目前，随着人们生活水平的提高，家具不断更新换代，棕绷床、木板床被舒适、造型美观的沙发软床或弹簧床所代替。做父母的为了让新生儿睡得好，睡得舒服，往往买上一张沙发软床或弹簧软床给新生儿，认为新生儿睡软床，不会碰伤身

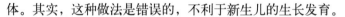

体。其实，这种做法是错误的，不利于新生儿的生长发育。

那么，新生儿理想的睡床是什么样的呢？一般说来，家庭中木板床、竹床、棕绷床或砖炕都可以。睡这类床，新生儿就完全可避免脊柱畸形、骨骼变形，有利于新生儿的健康成长。

15 为什么提倡新生儿使用睡袋？

很多乳母担心新生儿睡眠时把被子蹬开而受凉，常常把新生儿包得很严实，还常将包被捆上2～3道绳带，这样做不但不利于新生儿的发育，包得过紧还会妨碍新生儿的四肢运动，新生儿手指被捆绑后不能碰触周围的物体，不利于触觉的发展；捆得紧，不易透气，出汗多容易使皱褶处皮肤糜烂，给新生儿带来额外的痛苦。使用婴儿睡袋可以很好地解决这个问题。

睡袋既可以给新生儿提供一个舒适、宽松的生活环境，保暖性又好，不会被新生儿蹬开，又不影响新生儿的四肢活动，解除了家长的后顾之忧，而且简单易做，同时在市场上也很容易买到。因此，我们提倡给新生儿用睡袋。

16 要不要给新生儿枕枕头？为什么？

人们习惯认为，睡觉就必须枕枕头，于是就给刚刚出生的新生儿也枕一个小枕头。这完全没必要，也不利于新生儿的正常发育。

刚出生的婴儿，头几乎和肩宽相等，平睡、侧睡都很自然。为了防止吐奶，婴儿上半身可略垫高1厘米。

当婴儿长到3～4个月，颈部脊柱开始向前弯曲时，睡觉时可枕1厘米高的枕头。长到7～8个月开始学坐时，婴儿胸部脊柱开始向后弯曲，肩也发育增宽，这时孩子睡觉时应枕3厘米高左右的枕头。过高、过低都不利于睡眠和身体正常发育，常枕高枕头容易形成驼背。

17 新生儿为什么不能睡电褥子？

有的家长怕新生儿冬季冷，睡觉被窝凉，会使用电褥子以保持适宜的温度，这样是十分危险的，也是不可取的。

适宜的保温对刚出生的婴儿存活关系很大，尤其早产儿这点很重要。在医院分娩的早产儿多睡在保温箱内，在家里通常采取提高室温、添加衣被或用热水袋放在包被外面保温，对一般新生儿来说适宜的保温不应采取睡电褥子的方法。

电褥子温度无自动控制，一旦忘记关掉电源，就会十分危险。因为新生儿体温调节能力差，若保暖过度则和寒冷一样对孩子不利。高温下孩子身体水分丢失增多，若不及时补充液体，会造成新生儿脱水热、高钠血症、血液浓缩，出现高胆红素血症，还会引起呼吸暂停，严重的甚至可致死。

因此，新生儿的卧室一定要保持适宜的温度，千万不要过低或过高，要尽量保持恒温。

18 如何选择新生儿的衣物？

新生儿的皮肤呈玫瑰色，毛细血管丰富，角质层薄，表皮细嫩，汗腺发育不良，排尿次数多，生长发育快，因此新生儿的衣物应以质地柔软、通透性能好、吸水性强的软棉织布料为最佳。衣服宜宽松、舒适、柔软，设计要简单，不要领子，不要扣子，只用软布系住，穿脱方便。最好选用无领无扣的和尚衣，带子打结在胸前，避免皮肤受压、摩擦。颜色以浅色为宜，要将缝口朝外。

19 如何给新生儿选择布尿布？

布尿布最好选用白色、浅色纯棉布料，既柔软，吸水性强，又无刺激性。可准备20～30块长方形和正方形两种尿布。前者长60厘米、宽40厘米，后者90厘米见方，用时将正方形折成三角形。如用长方形，宽度以12～15厘米为宜，尿布不宜过宽。

20 如何给新生儿选择纸尿裤？

❶注意外包装上的标志是否齐全，有无卫生许可证的标志。

❷要区分是纸尿裤还是纸尿片，纸尿裤的价格较高，而纸尿片的价格较低。

❸要根据新生儿的大小选择纸尿裤的型号。虽然同是S号的纸尿裤，但不同的厂家产品尺寸各不相同。所以要选择尺寸适合婴儿的纸尿裤。

❹选择回渗量小的产品，回渗量越小，纸尿裤的表面就越干爽。

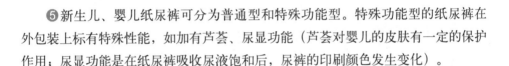

❺新生儿、婴儿纸尿裤可分为普通型和特殊功能型。特殊功能型的纸尿裤在外包装上标有特殊性能，如加有芦荟、尿显功能（芦荟对婴儿的皮肤有一定的保护作用；尿显功能是在纸尿裤吸收尿液饱和后，尿裤的印刷颜色发生变化）。

21 什么时候给新生儿换尿布?

换尿布盯紧"五个点"，新妈妈往往不知道何时给宝宝换尿布合适，有5个时间段可以重点关注：每次喂奶前，尿布湿了宝宝吃奶会不踏实；每次喂奶后15～30分钟，宝宝就可能有尿了；睡觉之前查看宝宝尿布是否干爽，否则宝宝睡不安稳；宝宝睡醒后，一般都会马上排尿，观察宝宝的表情，当宝宝玩着玩着突然安静下来，或出现犯愣、嗯嗯使劲的情况下，一般就是排便了。

换尿布应在喂奶之前，以免小儿身体体位变化太大，引起呕吐。新生儿大、小便次数多，小便次数每日可达二三十次，换尿布要勤，同时要快速。

22 怎样给新生儿换布尿布?

一般换布尿布的方法是：

❶将长方形尿布叠成3～4层，一端平展地放置于宝宝的臀部至腰下，另一端由两腿之间拉上至下腹部。男婴应将阴茎向下压，防止小便渗入脐部。

❷将正方形的布尿布叠成三角形，放于婴儿腰部的长方形尿布下，三角形的两端覆盖在长方形尿布上，尖端由两腿之间拉上固定，打结严禁在腰背部，否则容易引起皮肤压伤。具体步骤是先解开污染的尿布，以左手抓牢脚腕，将婴儿的两只脚轻轻提起，使臀部稍稍抬高，右手取出湿尿布。垫上准备好的干净尿布，然后扎好。包扎尿布时要避免过紧或过松，如果过紧小儿活动受限，妨碍发育，过松则粪便容易外溢，污染皮肤。换尿布时动作要轻快，防止着凉。如有大便应用干净软布或消毒卫生纸把肛门四周的大便擦干净，然后要用温开水冲洗臀部及会阴，防止患上"红臀"，洗后用软毛巾擦干。

每次换完尿布之后要用包布或小毛巾将新生儿紧身包裹，外面不用系带，以婴儿自身重量将包布压紧。天气冷时外面可分别包以毛毯、夹被或小棉被，根据气候随时增减，既不能太"捂"，也不能太冷。原则上是以面色正常、四肢暖和而不出汗为宜。

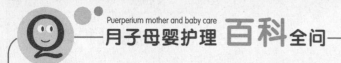
另外，要特别注意，千万不要用塑料布、油布或橡胶布兜裹尿布，这些材料不透气，易使臀部潮湿而发热，皮肤容易发红，引起婴儿红臀。

23 新生儿尿布应如何清洗和消毒？

清洗尿布是个很重要的问题。有些家长觉得反正是尿布，湿了放在炉上或太阳下晾干，即可拿来再用，这种做法是错误的。

每天用过的尿布一定要认真地清洗。新生儿每天用过的尿布很多，如果一块一块地洗最好，集中起来清洗也可以，但一般每天集中洗3～4次。

如果是小便，可以在清水浸泡后再进行清洗；如果是大便，可先将大便清除干净，用普通肥皂洗净后再用清水洗干净。

洗尿布时不要用洗衣粉、药皂和碱性太强的肥皂，更不要用漂白洗衣粉，这样都会刺激新生儿的皮肤，引起皮疹。

尿布洗干净后要注意消毒。首先洗干净尿布后要用沸水烫一下，然后放在阳光下晒干。没有阳光的时候，要采用烘干方法或用电熨斗烫干。每次洗净的尿布晾干后应是干净、柔软的。最后要将尿布叠得平整，放好，留着下次使用。

24 新生儿衣物如何保存？

新生儿应用专用的衣柜或抽屉保存衣服、尿布等物，不能用樟脑球。若没有衣柜设备也可以用大纸箱，用旧被单将里外包好，内放衣服。还可以用布或半新的小床单做成尿布袋，用硬塑板或纸板垫底，存放尿布。

25 怎样给新生儿穿脱衣服？

给新生儿穿脱衣服时室温要适中，宜保持在24℃～28℃。

脱衣服 将干净衣服平放床上，新生儿仰卧在旁边，解开新生儿衣服系带，妈妈左手拉着袖口，右手拉着宝宝的肘关节部，顺着将宝宝左手臂从衣袖中拉出（右臂脱法相同），然后一只手托住宝宝颈、肩部，另一只手托住宝宝臀部，将他放到干净的衣服上。

穿衣服 用左手套进衣服袖筒里，抓住宝宝手臂，右手拉住衣服前襟，将宝宝手臂拉出（两臂穿法相同），然后系上带子。穿衣服时应注意宝宝手臂是自然屈曲的，不要用力过度，避免发生损伤。

26 怎样给新生儿洗脸洗手？

在给新生儿洗脸洗手前，应先洗净自己的双手，再给新生儿洗脸。依次处理眼、耳、鼻的清洁后再洗脸部、最后洗手。

❶事先备好一杯温开水，放上四五只消毒棉球。清洗时，用左手将新生儿的头部掌握住，使他（她）们不要左右转动，再用右手将棉球控干揩洗眼部。洗的方法要由内向外，因为泪管位于内眼角，这样可以避免污物进入泪管。洗好一只眼后要更换棉球，用同样方法揩洗另一只眼睛。

❷用清洁棉球浸入温开水中，再取出控干擦洗新生儿耳郭前后部位，然后用干毛巾揩干。要注意不要触及外耳道。

❸如果新生儿有鼻涕污物时，可用消毒棉签轻拭鼻孔，使呼吸畅通，清洁鼻部动作一定要轻、慢，不要用指甲去挖。

❹用新生儿专用的小脸盆盛好温水，放入小方毛巾浸湿后拧干，先擦洗新生儿额部、两颊、口与鼻的周围、下颌、再擦洗颈部前后。

❺最后洗手，新生儿的双手虽不接触脏物，但整天紧握拳，手心中的分泌物、汗液积聚时间过长也会溃烂，因此每天要给新生儿洗手，可以轻轻地掰开手指，用小毛巾或纱布在水中清洗，再用干毛巾将手指及指缝、手心和手背部都仔细擦干。

27 给新生儿洗澡有什么好处？怎样洗澡？

新生儿喜欢洗澡，因为胎儿在胎内就是泡在羊水中长大的，习惯在水中生活。经常给新生儿洗澡，不仅能清洁和保护皮肤，改善血液循环，还可以促进生长发育，增进新生儿的身体健康。

洗澡时间 新生儿从产院回来，最好每日洗澡1次，时间安排在上午喂奶之前进行。洗澡时间不超过10分钟，在水中3～4分钟为宜。

洗前准备 洗澡前先将需要的东西都准备好，如替换衣服、尿布、大浴巾等放在床上。调节好室温为24℃～28℃。水温以不冷不烫为宜，约38℃。

1 怎样给新生儿擦浴？

小宝宝刚出生的1～2周，擦浴比盆浴好，这样可以让宝宝的脐部愈合，而避免感染的机会，所以在擦浴时应保持脐带的干燥和清洁。

先以手臂支撑其背部，手掌扶住头部，头向后仰，用拇指及小指将耳向前按住两个耳孔，以防止水进入耳内，以温和的婴儿洗发精为宝宝洗头，用清水冲洗干净，擦干头发。

再用湿消毒棉花或湿棉棒清洁新生儿的眼角，鼻子及外耳，绝不能将棉棒插入深处。用软毛巾及清水抹洗脸部，彻底清洁嘴周围的皮肤。

用软毛巾蘸温水替宝宝抹洗全身数次，特别要注意清洗皮肤皱褶的地方，清洗生殖器时应注意女婴要用温水从前向后洗净，男婴应向上推拉包皮，露出龟头清洗包皮垢，不要用力过猛，以免发生损伤。擦浴完毕后用大干毛巾轻擦全身，吸干水分。

最后在新生儿容易摩擦处及大腿皱褶处，可涂些熟植物油。

2 怎样给新生儿盆浴？

新生儿出生2～3周后脐带痊愈，就可以进行盆浴了。将适量的温水放于浴盆中，用手试温，不烫不凉为宜。在盆底垫一块浴垫或毛巾以免宝宝滑倒。

开始时，如擦浴一样，清洗宝宝的头部和面部。然后以手臂托着宝宝的头及背部，手掌托着宝宝的臀部，将其放入水中，清洗前身，然后，将他前移，用手托住下巴及胸部，清洗背部，注意皮肤皱褶处的清洗，如脖子、腋窝、大腿根和会阴部。

洗完后，用一只手托住宝宝的头部及背部，另一只手托住臀部将其提起，放于事前准备好的大浴巾上，擦干。

28 给新生儿洗澡有哪些注意事项？

无论是擦浴，还是盆浴动作要轻快。如果在夏季，宝宝出汗多，可每天上、下午各洗1次。春秋季2～3天洗1次，冬季3～4天洗1次。若皮肤干燥可用润肤油或其他护肤品。洗澡后让新生儿休息一会儿，然后喂奶，这样新生儿就会安详入睡。

应特别注意给新生儿洗澡时不能用婴儿香皂，因为香皂对宝宝皮肤油脂破坏性比沐浴液大。但沐浴产品也不能天天使用。刚出生头一个月内，小宝宝的皮脂分泌不稳定，建议除了使用少量沐浴用品外，其他护肤品尽量不用，沐浴用品量宜少不宜多，不能直接涂在宝宝身上或小毛巾上，应滴入备好的清水中，稀释再用。一般的沐浴产品用后会在宝宝的皮肤表面形成一层薄薄的保护膜，但若宝宝没有出什么汗，无需天天用，像秋冬季只要宝宝身上比较干爽，隔一天用一次就足够了。

29 怎样给男婴清洗臀部？

男婴的尿会弄得到处都是，因此换尿布时更要彻底清洗臀部，警惕发生臀部红肿。大人要洗好手，把宝宝放在垫子上，解开衣服及尿布，用卫生纸擦去尿布上的粪便，其清洗臀部的顺序为：

❶男婴常常就在你解开尿布时撒尿，因此，解开后仍将尿布保留在阴茎处几秒钟或1分钟，然后打开尿布，用卫生纸擦去尿液或粪便。

❷用水或清洁露弄湿棉花来擦洗，开始先擦洗肚子，直到脐部。

❸用干净棉花彻底清洁大腿根部及外阴茎部的皮肤皱褶，由里往外顺着擦拭，当清洁睾丸下面时，用手轻轻托住睾丸。

❹用干净棉花彻底清洗婴儿睾丸各处，包括阴茎下面，因为那里可能有尿渍和大便。如果必要的话，可以用手指轻轻拿着小儿阴茎，但小心不要拉扯阴茎皮肤。

❺清洁阴茎时要顺着离开他身体的方向擦拭，不要把包皮往上推去清洁包皮下面，只是清洁阴茎本身就行。

❻举起婴儿双腿，清洁肛门及屁股，大人的一只手指放在他的两踝之间，清洗完后，撤去尿布。

❼擦拭你自己的手，然后用卫生纸擦干婴儿的尿布区，并在大腿内侧、睾丸附近等擦防护膏，以保护皮质。

30 怎样给女婴清洗臀部？

每次给女婴换尿布时，都要彻底清洗婴儿的臀部，否则其臀部很快就会发红和疼痛。大人要先洗净手，把婴儿放在垫子上，解开衣服及尿布，用卫生纸擦去粪便，然后大人用手举起婴儿的腿，用水或清洁露浸过的湿棉花，擦洗其小腿各处。其顺序应是：

❶用1块干净棉花擦洗大腿根部所有皮肤皱褶里面。擦洗时注意由上而下，由内向外擦洗。

❷举起婴儿的双腿，并把你的一只手置于其双踝之间，接下来清洁其外阴部，注意要由前往后擦洗，防止肛门内的细菌进入阴道，更不要清洗阴唇里边。

❸用干净的棉花清洁肛门，然后是屁股及大腿，向里洗至肛门处。洗毕，撤走尿布，大人洗净双手。

❹用卫生纸擦干尿布区，然后让她光着屁股玩一会儿，以使臀部暴露于空气中，尽快吹干。

❺在外阴部四周、阴唇及肛门、臀部等处擦上防护膏。

31 新生儿需不需要剪指甲？

一般新生儿不需要剪指甲。如果新生儿指甲很长并到处乱抓，甚至把自己脸抓破或指甲过长而撕裂时，就需要给宝宝剪指甲。剪刀容易剪伤孩子指头，一般选用指甲钳，使用时要消毒。等宝宝熟睡后再剪指甲，以免孩子乱动剪伤指头，剪时注意不要把指甲剪得太多，和指头平齐即可，并要修剪得光滑平整。

32 宝宝要不要剃满月头？需要注意什么？

许多父母都会给宝宝剃满月头，有些人认为这样做宝宝以后会更聪明，或者是为了让宝宝的头发变得乌黑浓密，还有些是为了做成胎发笔留作纪念。但在给宝宝剃满月头前应该知道以下几点。

新生儿头发有点黄是正常的 新生儿的头发比较黄，可能是因为新生儿在妈妈肚子里的时候，头发一直浸泡在羊水中的缘故。当新生儿出生后，头发离开了羊水的浸泡，就会慢慢变得更加结实，颜色也会慢慢变黑。但是，新生儿的头发长得好不好，还受到妈妈孕期营养及遗传的影响。一般来说，妈妈孕期营养良好，出生后体重达标的新生儿，头发应该是乌黑有光泽的。

满月就剃头对宝宝来说太早了 头发可以防止或减轻对头部的冲撞损伤，还能帮助人体散热，调解体温，给宝宝剃光头实际减弱了人体散热功能。再加上宝宝的头皮很娇嫩，因此剃"满月头"对宝宝来说太早了，还是等到宝宝3~6个月时，再修剪下头发比较好。

为宝宝理发应"剪"非"剃" 宝宝的头皮很娇嫩，为宝宝理发应"剪"非"剃"。用剪刀剪去过长的头发，既可以让孩子显得精神，又不会对头皮造成损伤。而剃头对婴儿的头皮可能造成许多肉眼看不到的损伤。从预防感染的角度考虑，剪发要比剃发更合理、更安全。

33 为什么不要用母乳涂抹新生儿面部？

有的乳母喜欢用自己的乳汁涂抹在新生儿的脸上，认为这样做可以使小儿面部皮肤白嫩。其实，营养丰富的母乳是细菌生长的良好培养基。新生儿面部皮肤娇嫩，血管丰富，若将乳汁涂在面部，繁殖的细菌进入毛孔后，皮肤就会产生红晕，不久会变成小疱而化脓。若不及时治疗，很快会溃破，日后形成瘢痕，严重的甚至引起全身性感染。所以，不宜用母乳涂抹新生儿的面部。

34 如何抱起和放下初生婴儿？

请注意，新生儿在出生8周以前，不能控制头和肌肉，因此，你在搬动婴儿时，要一直扶着他的身体，使头不搭拉下来，四肢不垂着。

抱起仰卧初生婴儿 如果婴儿仰卧在床上，你可以把一只手轻轻放在其下背部及臀部的下面，另一只手在另一面轻轻放于其头下。这样，两只手同时用力，慢慢地抱起婴儿，使其身体有靠傍，头就不会往后耷拉。抱起后，把他的头小心转放到你的肘弯或肩膀上，使头有依附。

抱起侧卧的初生婴儿 婴儿如果是侧睡在床上，当你要抱起他时，就要先把一只手轻轻放在其头颈下方，另一只手放在臀下，把婴儿挽进你的手中，确保头不搭拉下来，慢慢地、轻轻地抬高，让其靠近你的身体抱住，然后你的前臂轻轻地滑向婴儿的头下方，这样可使头靠在你的肘部，使其感到安全。

抱起俯卧的初生婴儿 如果宝宝正在俯卧，要抱他时，你要先把一只手轻轻放在其胸部下面，使前臂支住其下巴，再把另一只手放在其臀下，慢慢地抬高，使其脸转向你，靠近你身体，你那只支撑其头部的手向前滑动，直至婴儿的头舒适地躺在你的肘弯上，另一只手则放在其臀下及腿部。这样，婴儿好像躺在摇篮里一样，感到舒适安全。

仰卧放下初生婴儿 把你的一只手置于婴儿的头颈部下方，然后用另一只手抓住其臀部，慢慢地、轻轻地放下，手要一直扶住婴儿身体，直到其重量已落到床上为止。然后，从婴儿的臀部轻轻抽出最靠近你的那只手，用这只手稍稍抬高其头部，使你能够轻轻地抽出另一只手，再轻轻地放低婴儿的头，不要让头向后掉到床上，也不要太快地抽出你的手。

侧着放下初生婴儿 先让婴儿躺在你的手臂中，头靠着你的肘部，你托着婴儿头部的手臂轻轻落到床上，先轻轻抽出置于其臀下的那只手。用你抽出的手，扶住婴儿的头，并轻轻抬高，这时再轻轻地抽出你在婴儿头下的那只手，然后轻轻地放下婴儿的头，他就可以侧卧在床上。

35 为什么不要捆住新生儿的手脚？有何弊端？

有的父母为了使自己的孩子避免长成"罗圈腿"，在新生儿出生后，就用布条将孩子的手脚"五花大绑"地捆起来。这种做法在农村十分普遍。这是一种完全错误的做法。

捆住孩子的手脚，使孩子僵硬挺直，不能活动，这不仅会严重妨碍孩子的正常发育，而且还会导致疾病的发生，如痱子、湿疹等，严重的甚至还会造成髋关节半脱位。同时，被捆住手脚的孩子平时一动不动，周身血液循环较差，减弱了孩子对疾病应有的抵抗力，不但使孩子容易患病，而且一旦患病，也较不容易控制。

另外，"罗圈腿"主要是由于缺钙或其他原因引起的，与新生儿的"自由活动"无关，捆住孩子的手脚并不能防止"罗圈腿"的发生。给小宝宝穿上适宜的衣服，用小棉被或毛巾、被单齐腋下松松包裹，下身使宝宝双腿能自由踢踏，上肢也活动自由，这样才有利于宝宝的健康。

36 什么叫囟门？新生儿的囟门有何特点？

小儿出生以后，颅骨缝尚未闭合，形成一个菱形空间，没有头骨和脑膜，医学上叫囟门。头顶常有两个囟门，位于头前部的叫前囟门，约2.5厘米×2.5厘米，6~7个月骨化后逐渐缩小，1岁到1岁半时闭合；位于头后部的叫后囟门，约0.5厘米×0.5厘米，生后2~4个月自然闭合。

37 新生儿的囟门可以摸吗?

提起宝宝的囟门,很多人都认为是禁区,不能摸,也不能碰。必要的保护是应该的,但如果因此连清洗都不允许,那反而会对新生儿的健康有害。新生儿出生以后,皮脂腺的分泌加上脱落的头皮屑,常在前、后囟门部位形成结痂(因为这里软,脏物易于存留),不及时清洗会使其越积越厚,影响皮肤的新陈代谢,还会引发脂溢性皮炎。要是结痂后再用手去抠那就更糟,很容易损伤皮肤而感染。

38 怎样保护新生儿的囟门?

正确地保护新生儿的囟门,要从新生儿期就开始经常地清洗,清洗的动作要轻柔、敏捷,不可用手抓挠;用具要清洁卫生,室温和水温要适宜,结合洗浴进行。如果前、后囟门已经结痂,可用消过毒的植物油或0.5%金霉素软膏涂敷痂上,24小时后用细梳子轻梳1~2次即可除去,除去后要用温水、婴儿香皂洗净。

39 怎样护理新生儿的皮肤?

❶新生儿的皮肤薄嫩,极易损伤和被自己抓伤,应及时修剪小宝宝的指甲。

❷新生儿的皮肤薄而血管多,很容易吸收药物。因此不能随意给小宝宝使用外用药膏。洗澡时要用刺激性小或无刺激性的婴儿专用沐浴用品。

❸新生儿的皮脂腺分泌旺盛,皮脂易溢出,应给小宝宝勤洗澡(洗头)、勤换尿布、勤换内衣。

❹新生儿皮下脂肪薄,散热多,保温差,冬季应注意保暖,预防硬肿症;夏天温度过高时,应多喝水,防止脱水热。

❺不要给新生儿擦爽身粉或松花粉。很多父母喜欢在给孩子洗澡后或洗臀部后擦上一些爽身粉或松花粉,并在腋下、大腿根部等身体皱褶处还要多擦些粉,认为这样可以保护宝宝皮肤。其实这样做适得其反,因为新生儿代谢快,出汗多,尿也频,过多的粉遇到汗水或尿能结成块状或颗粒状,当孩子活动时,身体皱褶处的粉块或颗粒摩擦新生儿娇嫩的皮肤,引起皮肤红肿糜烂,因此,不主张用爽身粉或松花粉。为防止宝宝皮肤红肿糜烂,应经常给宝宝洗澡,大小便后要洗臀部,洗后

特别是身体皱褶处一定要用软干毛巾擦干。如果皮肤有潮红，可用煮沸冷却后的植物油或红霉素软膏涂抹。

40 怎样护理新生儿的鼻子？

新生儿只能用鼻子呼吸，鼻腔一旦被堵就会影响呼吸，严重的可造成呼吸困难。要经常注意孩子的鼻孔清洁通畅，帮助取出鼻垢和清除鼻涕。但一定要注意动作轻柔，并在稳住孩子的头部时进行，防止其晃动头部，而碰破鼻子的内壁黏膜。稳住孩子的头部后，用棉签轻轻在鼻腔内转动，清除污物，不可过深。遇到固结的鼻垢和鼻涕时，不可硬拨、硬扯，而应湿软后吸出，比如滴入一滴奶水进入鼻腔，待鼻痂软化后用棉签沾出即可。

41 怎样护理新生儿的耳朵？

新生儿的耳朵是很娇贵的，所以，家长要给予特别的照顾，日常的护理不可马虎。

远离二手烟 香烟的气味会刺激宝宝娇嫩的鼻腔和咽喉，使病菌更容易在这两个部位存活繁殖，从而降低抵抗力，一旦病菌进入到中耳，就容易造成感染。为了宝宝健康，妈妈和家人要戒烟。

远离噪声 避免让宝宝长期被包围在强烈的噪音之中。比如，不要在宝宝旁边大声开着音响或是大声地连续开几个小时的电视。因为如果宝宝长时间处于嘈杂的环境里，内耳细胞纤毛就会被损坏。

避免进水 给宝宝洗澡时，要防止耳朵进水。可将宝宝耳朵由后到前按住贴紧脸部。如进水可以使用软棉棒，在头部把棉花撑呈蓬松状，轻轻插入耳朵旋转，但不要太深，前提是一定要固定好宝宝的头部不动。

42 怎样护理新生儿的口腔？

新生儿没有牙齿，要在几个月过后才能长出，所以在新生儿还没有长出牙齿的情况下，他们自身的口水可以起到清洁口腔的作用。爸爸妈妈们最好能谨记以下护理常识，让你的宝宝远离疾病。

①勤喂温开水。

②哺乳妈妈要严格保持乳头的卫生，喂奶粉的要保证奶具的卫生。

③不要让宝宝含着奶嘴入睡。

④不要挑"马牙"。

⑤不要擦拭口腔。

43 怎样保护新生儿的眼睛？

从阴道分娩的新生儿，常有分泌物浸入眼内，而引起新生儿眼炎，所以新生儿一出生，就需要滴眼药水。出生后1周内，都应用眼药水滴眼，如氯霉素眼药水、黄连素眼药水，每日1次，如果小宝宝眼睛正常，1周后就可以不用滴药了。

另外，新生儿的卧室，光线要适宜，灯光要适度，避免一切强光刺激或直射眼睛，在进行视觉训练时，注意训练时的距离要得当。

44 为什么不能用闪光灯给新生儿拍照？

新生儿出生后，父母都想给心爱的小宝宝拍些照片作为永久纪念。由于产房或室内光线较弱，影响拍摄效果，有人便想到了借助电子闪光灯来提高照明度，殊不知这样做是有危险的，对新生儿危害很大。

新生儿在出生前经过了9个月漫长的子宫"暗室"生活，因此对光的刺激非常敏感。出生以后，小儿多以睡眠的方式来逐渐适应这突如其来的急剧变化，而且，人们还发现，刚出生的新生儿白天睡眠比夜间多，这是对外界环境尚不适应的表现。

新生儿眼睛受到较强光线的刺激时还不善于调节，同时由于视网膜发育尚不完善，遇到强光可能使视网膜神经细胞受损，用闪光灯拍照还可能引起眼底及角膜烧伤，甚至导致失明。因此，切勿用闪光灯或其他强光直接照射孩子的面部拍照。

45 怎样帮助新生儿调节好体温？

出生后1个月内的小宝宝，保持肚皮与衣服间隙之间的温度在30℃～34℃最适宜。这时体温仅由血管的收缩和舒张来进行调节，机体内各种器官处于最佳状态，代谢率最低，热量消耗减少，营养物质最大限度地用于机体生长发育。经对比试验证实，置于最适宜温度环境里的新生儿，不但可以避免可能的疾病侵扰，而且体重增长加快。

家庭中可以通过触摸小儿手脚冷暖进行粗略估计。一般说来，手脚暖而不出汗，体温在36.5℃～37.5℃，此温度最为适宜；如果热而出汗，则体温已达37.5℃左右；手脚发凉，说明体温低于36℃。体温过高过低均须处理。

在一般家庭中，可以通过控制室温、增减衣被来帮助宝宝调节体温。夏天气温较高时，应打开门窗通风散热，也可使用电风扇，有条件的家庭可使用空调，但是应注意防止让风直接吹到小儿身上。宝宝身上穿1件薄棉质单衣即可。同时，经常给他补充水分，防止由于散热出汗而引起缺水，致使体温升高。冬季应使用各种取暖设施，保证新生儿生活的房间温度至少在25℃，应给宝宝穿上绒衣、棉衣，盖上被子，必要时可在衣被外放热水袋。除此以外，注意增喂母乳或葡萄糖水，提高宝宝对寒冷的耐受性。对于早产、体重不足的新生儿尤其要留心体温的变化。

如果小宝宝体温过高或过低，经一般方法处理仍无变化，要想到宝宝是否生病了，应赶快去医院医治，不能耽误。

46 如何给小儿测体温？有什么要求？

给小儿测试体温并不像有些人认为的那么简单，这里是有些学问的。下边提出一些要求：

❶测试体温的部位：测试体温可在三个部位，即腋下、口腔、肛门。其中以腋下最方便、最常用。口腔测体温因小儿容易将表咬碎而一般不用，在腋下因各种原因无法测试时，可用肛门内测试。

❷体温的正常范围：春、秋、冬季平均值每天上午36.6℃，下午36.7℃；夏季上午36.9℃～36.95℃，下午为37℃。喂奶或饭后、运动、哭闹、衣被过厚、室温过高均可使小儿体温暂升至37.5℃，甚至到38.5℃。尤其是新生儿受外界环境影响较大。3种测体温方法数值依次相差0.5℃，即：腋下36℃～37℃、口腔36.5℃～37.5℃、肛门内37℃～38℃。

❸小儿腋下有汗时，应用干毛巾将汗擦干后再进行测试，以防不准。

❹小儿刚喝完热水或活动后不宜测试，应休息片刻再测体温。

⑤测试之前，应将表甩到35℃以下，将水银头一方挟于腋下，要用胳膊挟紧。

⑥测试时间以5～10分钟为宜，时间不必过长。

⑦孩子试表时要注意看管，使其做到既不损害体温表又能准确测试。

⑧测试前最好对体温表进行酒精消毒，以防传染疾病。

47 何为"乳牙早萌"？

在正常情况下，新生儿的嘴里是看不到牙齿的，但在这个时期，乳牙已经在牙槽里形成，并不断地生长发育着，乳门牙的牙冠已经钙化并已接近口腔黏膜。

有个别的新生儿生后不久就有牙齿萌出，医学上称为"乳牙早萌"。据统计，在1000个正常新生儿中，有1个会有"乳牙早萌"。

48 "乳牙早萌"是怎么回事？

早萌的乳牙多为下门牙，这种牙可能是正常的乳牙，由于牙胚离牙龈黏膜过近而过早长出，也可能是正常牙数以外的牙齿。这种牙因为发育不全，牙根没有发育好，或没有牙根，常是极松动的，有脱落被吸入气管的危险。因此，不论过早长出的牙齿是否为正常牙齿，只要有松动自行脱落的可能性，就应及早请医生拔除，如无松动但影响吸吮动作，妨碍吃奶，或咬伤对颌黏膜而形成溃疡时，也应拔除，若无任何妨碍，可予保留。如果新生儿嘴里有多个乳牙过早萌出，则有可能与内分泌或遗传等有关，应该请医生检查。

49 怎样识别新生儿尿布上的排泄物？

在父母给新生儿换尿布时，要注意尿布上的排泄物。因为尿布上的东西可以鉴别小儿的健康状况。这里介绍一些这方面的知识。

❶在尿布上见到黑、绿色的焦油状物，这是胎粪。这种情况仅见于新生儿出生的2～3天。胎粪排出前存在于肠道内，在新生儿开始消化食物之前必须排出这些胎粪。这是正常现象，不必担心。

❷在尿布上出现棕绿色或绿色半流体状大便，充满凝乳状物，出现在小儿出生后1周内，这说明小儿的大便变化，小儿的消化系统正在适应所喂的食物。

❸在尿布上见到橙黄色似芥末样的大便，且多水，有些奶的凝块，量常常很多，这是母乳喂养的小儿的粪便。

❹尿布上出现浅棕色、有形、成固状体、有臭味的东西，是人工喂养的小儿的粪便。

❺尿布上出现绿色或间有绿色条状物的粪便，也是正常现象。但是，少量绿色粪便持续几天以上，可能是喂得不够。

以上均属于正常现象，不必担心。但如果出现以下情况，则需要到医院诊治。

❶粪便很稀，有臭味，而且伴有呕吐，不吃东西。这种腹泻对小儿危险很大，甚至危及生命，不可耽误。

❷尿布上见到血，小儿可能有严重病症，要及时去医院检查。或者在尿布上见到其他令你担心的东西，都要及时去医院检查治疗。

50 新生儿的哭声有何重要意义？

新生儿坠地时的哭声，是安全的标志，有利于肺的发育。孩子在出生时，妈妈最想听到自己孩子的哭声。如果哭声流畅、洪亮，说明孩子平安，妈妈和医务人员都会放心了。但是若在生后1分钟无哭声，说明新生儿有窒息存在，助产人员则需行抢救措施，如吸净口、鼻和咽部的黏液，拍打足心或臀部，使新生儿哭出声来。

51 怎样鉴别新生儿哭声？

❶新生儿出生后，逐渐适应外界各种生活条件，养成不同的生活习惯，当未能满足其需要时，或改变了以往的习惯时，就会用哭的形式表达出来。如吃奶量不够或奶浓度不够，喂奶后不到2~3小时就哭，这时伴随有饥饿的动作，如小嘴触到东西就有吮吸表示，此时尿也比较多，又如以往每天给婴儿洗澡，偶尔不洗，也会哭；大、小便后，尿布潮湿未及时更换或因衣服、尿布包裹太紧，不舒服，新生儿也会用哭来表示"抗议"。这些哭声都不是病态，一般哭声响亮而柔和，有节奏，时哭时停，只要满足了"需要"，哭声即可停止，安静入睡。有时新生儿在满足其要求，解除了啼哭的原因后，仍哭不止，这时的哭是一种生理性运动。啼哭可以促进全身活动，四肢伸屈，又能促使肺泡扩张，有利于胸腔的发育，每次哭5~10分钟属正常现象，不需去抱、哄、喂奶，以免养成不良习惯。

❷有的新生儿由于身体某处疼痛也会哭，这种哭声突然开始，哭声大而节奏快，难以用吃奶、洗澡、换尿布等方式使其停止哭闹，这时要注意检查新生儿颈部、腋下、大腿根部皮肤皱褶处有无擦伤，肚脐有无红肿，臀部有无尿布疹，尿道、肛门有无红肿，两耳有无压痛或流脓，若无以上改变，应立即到医院，请医生诊治。

❸表示疾病的哭声。如新生儿有颅内出血、颅内水肿或颅内感染，由于颅内压增高，剧烈头痛，轻者哭声发直，或哭声短；重者哭声尖亢，同时伴有其他的症状和体征，如两眼直视、两手握拳、抽搐、发热、前囟膨隆等，这时应马上抱孩子上医院检查、治疗。

作为新生儿的父母和家人，一定要认真辨别新生儿的哭声，哪些属于生理性，哪些属于病理性，只有这样，根据不同情况及时给予处理，才能使孩子健康发育成长。

52 新生儿的笑告诉家长什么？

新生儿生下来就会笑。最早的笑是自发的，不受外界影响，主要是在睡眠中出现，没有给任何刺激。笑的姿势为口角微笑上翘。这种睡眠中自发的笑主要是在1～2周的新生儿中出现。

生后3周的新生儿就可诱发出微笑了，当小儿清醒时，成人用手轻轻刺激其脸颊部，或用嘴吹吹皮肤，都可以引起小儿的微笑。微笑时两侧口角向上，应该对称，若口角经常只向一侧歪，另一侧鼻唇沟也浅，要注意有没有面部神经麻痹症。

生后4周的新生儿，听到母亲的声音就会引起微笑，甚至停止吃奶。

4～5周以后，许多其他刺激也可以引起婴儿微笑，当成人朝婴儿连续做点头动作时，或将小儿双手相互对拍，也可引出微笑。

到出生4个月时，小孩就可以咯咯地笑出声音。孩子的笑不仅仅反映小儿的情绪，也反映了大脑的发育程度。如果到5个月时还不会笑，孩子的大脑发育可能不正常。很多智力低下的小儿，早期就不会笑。

53 安抚新生儿有哪些方法？

当宝宝哭闹时，家长不必紧张，可以先观察一下宝宝是否要睡觉，如果是闹觉，哭一会儿就会睡着。如果不是闹觉，就要采取措施，对宝宝进行安抚，使其安定下来。

安抚哭闹的宝宝的方法大致有以下几种：

喂奶 生后第一个月的宝宝，饥饿可能是啼哭的主要原因，而喂奶自然就是最有效的安抚方法。如果孩子是人工喂养，而且喂奶时他显示狼吞虎咽的状态，那么哭闹往往是孩子饥饿的表现，也有的是因为口渴而哭闹，可试着在两次喂奶之间，用消毒奶瓶喂一点温开水，也许对孩子有安抚效果。

搂抱 要经常搂抱孩子，这种充满爱的身体接触是新生儿所需要的，可使他安静下来，停止啼哭。当父母站着抱他，让他靠在大人的肩膀上便安静了。这可能是因为孩子肠中有气而哭起来。如果是因为亲戚朋友抱来抱去而哭，那么爸爸妈妈抱过来，就是很大的安抚。

把孩子包好 孩子包裹不好，缺乏安全感和舒适感，往往会引起哭闹。发现孩子哭闹时，重新包好，他就能得到安抚，停止哭闹。

有节奏地拍拍孩子 拍孩子和按摩其背部或腹部常常能使他安静下来，而且可以帮助他排气，让他感觉到舒服。当换尿布时，为了防止他哭闹，可用手轻轻地拍打几下或抚摩几下，也可起到安抚的作用。

分散孩子的注意力 给一些东西让孩子注视，或者有什么悦耳的声音吸引住正在哭闹的新生儿，都会使他安静下来。

54 怎样防止孩子遭受外伤？

有孩子的家中最好不要养小动物，比如猫狗等。因为这些动物有可能抓伤、咬破小儿，动物的某些疾病也会传染给孩子。有些家长为防止孩子被抓伤皮肤，给小儿带上小手套，不注意松紧程度，一根细细的线头，就可能缠绕小儿的小手指，这样会影响手指的正常血液循环，造成局部组织坏死，就会落下终身残疾。

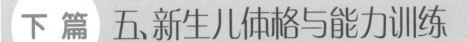

下 篇 五、新生儿体格与能力训练

01 新生儿体格锻炼的益处是什么?

新生儿的体格锻炼有助于促进身体健康。

新生儿在成长过程中，多接触阳光，多呼吸新鲜空气是很有好处的，可以提高抗病能力。同时父母帮助新生儿做做游泳活动，健身操进行按摩，这对小儿身体的发育生长，强壮身体大有益处。运动对于孩子来说非常重要，它可以促进孩子良好的食欲，帮助发展，从而有一个强壮的体魄。新生儿需要在父母的帮助下，进行适当的活动。

02 新生儿健身简便易行的有效方法有哪些?

新生儿以及婴儿时期的身体锻炼，作为预防医学已经越来越引起人们的关注。抱、逗、按、捏是新生儿健身简便易行的有效方法，对新生儿身心健康有良好的作用。

抱是母子感情信息的传递，是新生儿最轻微、最得体的活动。新生儿在哭闹不止的时候是最需要大人抱，从而得到精神安慰的时候，有的家长怕惯坏了孩子而不愿意抱，这对孩子的身心健康和生长发育是不利的，为了培养孩子的感情，思维，特别是在那种哭闹的特殊语言要求下，不要挫伤孩子幼小心灵的积极性，要适当地多抱一抱小宝宝。

逗是新生儿期最好的一种娱乐形式。逗可以使小宝宝手舞足蹈，使全身的活动量进一步增强。有人观察，常被逗弄、与之嬉戏的孩子要比长期躺在床上很少有人过问的孩子表现得活泼可爱，对周围事物的反应显得更加灵活敏锐，这对新生儿以后的智力发育有着直接的影响。

按是家长用手掌给孩子轻轻地按摩。先取俯卧位，从背部至臀部、下肢；再取仰卧位，从胸部至腹部、下肢，各做10~20次。按不仅能增加胸、背、腹肌的锻炼，减少脂肪的沉积，促进全身血液循环，还可以增强心肺活动量和胃肠道的消化功能。

捏是家长用手指捏揉新生儿。捏可以比按稍加用力，可以使全身和四肢肌肉更加坚实。一般从四肢开始，再从两肩到胸腹，各做10次左右。据有关医学研究，在捏的过程中，小儿胃液的分泌和小肠的吸收功能均有增进，特别是对脾胃虚弱、消化功能不良的小儿效果更加显著。

03 进行新生儿健身活动时要注意以下哪几点?

❶"抱、逗、按、捏"中除了"抱"以外，其他均不宜在进食中或进食后不久进行，以免小孩呕吐甚至吐出的食物可能被吸入气管而导致呛咳、窒息。所以，时间一般选择在食后两小时进行。

❷操作手法要轻柔，不要用力过度，以让新生儿感到舒适、满足为度。同时还要注意不要让新生儿受凉，以防感冒。

❸在与孩子逗玩时，表情要自然大方，不要做过多的挤眼斜眼、歪嘴等怪诞的动作，以避免小儿留下深刻印象，经常模仿而形成不良的习惯，将来不好纠正。

04 给新生儿按摩有何好处? 怎样进行?

按摩既能使身体血液循环加强，又可增进母子感情，对新生儿是一种适宜的锻炼，能促进小儿神经系统的发育，提高智商，增强体质，预防疾病。因此，按摩可以说是母亲送给孩子最好的礼物。

按摩手臂 新生儿仰卧在床上，成人用双手从新生儿肩部往下轻轻按摩到手腕部4~6次。

按摩腿部 成人用右手握住新生儿左脚，用左手从内向外，从上往下轻轻地按摩小儿左侧大腿到小腿。然后以同样方法，左手握右脚，用右手按摩小儿右腿。反复4~6次。

按摩胸腹部 新生儿仰卧在床上，成人用双手掌按顺时针方向，按摩新生儿腹部6~8次，然后再从腹部中心向胸部两肋间方向按摩6~8次。

按摩背部 新生儿俯卧在床上，成人用手顺着他的脊椎从头颈部位往臀部按摩5~6次，然后再从臀部沿脊椎尾骨处往上按摩到头颈部5~6次。

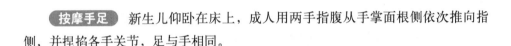

按摩手足 新生儿仰卧在床上，成人用两手指腹从手掌面根侧依次推向指侧，并捏掐各手关节，足与手相同。

05 按摩时有哪些注意事项?

❶按摩可从宝宝出生1周以后开始。

❷新生儿的注意力不能长时间集中，因此每个动作不要重复太多，每次按摩时间以10分钟为宜。

❸按摩时间选择在新生儿不饱不饿两次喂奶之间或者不烦躁的时候，最好在新生儿沐浴后或在给新生儿穿衣服过程中精神愉快时进行，室温在20℃～22℃，最好阳光充足。

❹按摩时可以放一些柔和的音乐以帮助放松，使新生儿感到更舒适。

❺按摩前要先用热水洗净双手并温暖双手。

06 新生儿进行温水浴有何好处?

让新生儿进行温水浴锻炼，主要是利用水的温度和水的机械刺激作用，给小儿以良好的刺激，使小儿全身体温调节功能反应加强，促进血液循环，增强机体对外界冷热温度的适应能力。一般新生儿脐带脱落后恢复正常就可以进行温水浴锻炼。

07 怎样让新生儿进行温水浴锻炼?

要用一个比较大的浴盆，使新生儿能安全浸泡在水里，水温在37℃左右，宝宝一放到水中，手脚就开始自由摆动。大人可用左手托住宝宝的头部，右手轻轻抹擦宝宝全身皮肤至轻度泛红，达到促进全身血液循环和增强皮肤代谢的目的。新生儿在水中的时间大约10分钟。注意要不断向盆中加热水，以保持水温的恒定。然后用略冷的水（33℃～35℃）很快冲淋新生儿全身后，用浴巾包裹，迅速将水擦干，穿好衣服。

进行温水浴锻炼时室温不能过低，最好保持在25℃左右。一般温水浴锻炼应每天1次，夏季可每天2次。

08 新生儿参加游泳锻炼有什么好处?

新生儿游泳是一种全新的新生儿、婴儿健康保健新概念。它和儿童游泳、中老年人和青年人游泳的内涵有本质的区别。新生儿游泳既不是教他们游泳姿势，也不是比游泳速度，而是有专用设备——特制的游泳池、特制安全泳圈、特制的防水护脐贴、特配的游泳液，并经严格消毒，一人一套一池，在标准室温、水温下让新生儿进行被动游泳。

新生儿游泳的好处如下：

❶新生儿游泳能促进健康成长和发育，它可使心肌发达，新陈代谢旺盛，心跳比同龄儿慢且有力，呼吸系统的功能也得到了提高，表现为肺活量大，并能增强全身部位的肌肉。

❷游泳能促进食物消化吸收，提高耐寒和抗病能力。

❸游泳能促进脑神经发育成熟，使新生儿反应快，智力发育好，减少新生儿哭闹，促进亲子情感的交流。

❹新生儿游泳不仅仅是皮肤与水的接触，而且是视觉、听觉、触觉、嗅觉、平衡觉的综合信息的传递。

09 新生儿参加游泳锻炼有什么要求？

❶室温在28℃左右，水温在38℃左右。

❷吃奶后1小时游泳，2次/天，每次10～20分钟。

❸选择专为新生儿游泳设计、生产的游泳圈和游泳池。

❹选用38℃左右的洁净温水，新生儿出生后的第一个月内要加入水疗溶剂。

❺新生儿游泳其水深以新生儿足不触及池底为标准，游泳时新生儿与监护人的距离必须在监护人的一臂之内。

10 新生儿游泳有哪些注意事项？

❶第一次游泳必须在医生或护士的指导下进行。

❷游泳完毕后新生儿要迅速擦干水迹，并注意保温。

❸新生儿游泳时，必须有专人全程监护。

❹新生儿游泳圈使用前必须进行安全检测(如泳圈的型号、保险按扣、是否漏气等)。

❺出生10天内的新生儿脐部必须贴防水护脐贴。

❻新生儿套好泳圈后，检查保险粘贴是否粘牢，要逐渐且缓慢入水。

⑦游泳完毕后要将新生儿防水护脐贴取下，并消毒脐部。

⑧根据新生儿颈围选用泳圈型号，小号＜20厘米；中号21～23厘米；大号24～26厘米；加大号27～29厘米；特大号30～33厘米。

11 抱着新生儿进行户外活动有何好处？

抱着新生儿去户外活动散步，现在还有些人不太接受。虽然西方国家早已这样做，但在我国乳母们心中仍存有疑虑，主要怕小儿稚小，受风着凉生病。这个担心是不必要的，只要新生儿健康，衣着穿得适当，注意保暖，出生一周以后是完全可以抱着到户外活动的。新生儿抱到户外去，可以呼吸到新鲜空气，新鲜空气中氧含量高，能促进小儿新陈代谢。同时室外温度比室内低，小儿到户外受到冷空气刺激，可使皮肤和呼吸道黏膜不断受到锻炼，从而增强小儿对外界环境的适应能力，对疾病的抵抗能力。

12 抱着新生儿进行户外活动应注意什么？

一般夏天出生的新生儿生后7～10天，冬天出生的新生儿满月后就可抱到户外，刚开始要选择室内外温差较小的好天气，时间为每日1～2次，每次3～5分钟，以后根据新生儿的耐受能力逐渐延长。另外，还应根据不同季节决定新生儿到户外的时间。夏天最好选择早、晚抱新生儿到户外去，冬天选择中午外界气温较高的时候到户外去。出去时衣服穿得不要太多，包裹得也不要太紧，如果外界气温在10℃以下或风很大，就不要抱新生儿到户外去，以免受凉感冒。

13 新生儿能否进行日光浴？

婴幼儿晒太阳可以促进机体的新陈代谢，日光中的紫外线还能杀菌、消毒和转化皮肤内7-脱氢胆固醇为维生素D3、维生素D，有助肠道内钙、磷的吸收，起到预防和治疗佝偻病的作用。所以，定期进行日光浴对新生儿的生长发育有一定的好处。

14 新生儿进行日光浴应注意哪些事项？

❶温度以20℃～24℃为宜，气温过低容易引起感冒。

❷不要隔着玻璃、纱窗或在树荫下晒太阳，以免减少紫外线的照射。

❸循序渐进，先照射局部，再照射全身。

❹照射时间，一般先照射1分钟，如无皮肤红斑等变态反应，可以逐步加到3～10分钟，但不宜在烈日下曝晒，以免引起皮肤灼伤。

❺预防眼睛直接日光照射。

根据上述情况，新生儿期暂不宜进行日光浴，一般多主张在出生后2个月开始为宜，如在冬季更应适当推迟。

15 如何帮助新生儿做健身操？

这套宝宝健身操需要妈妈帮助完成。

打水操（图15A）　①让宝宝平躺，握住宝宝双腿脚踝。②先将宝宝的左脚上下摇一次，再将宝宝的右脚上下摇一次，如脚打水状。③也可以在宝宝的脚踝处施力，先弯曲、伸直宝宝的左脚，再弯曲伸直宝宝的右脚。④各种动作反复10次。

打鼓操（图15B）　①让宝宝平躺，握住宝宝双手各自向左右两边撑开伸平。②将左手向胸部合拢，在胸口轻敲一下后再伸平。③以同样的动作，右手也做一次。④左右两手一同向胸口敲一次。

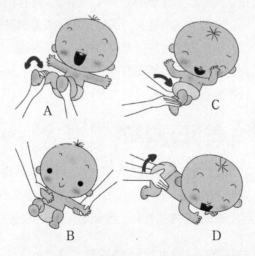

A.打水操　　B.打鼓操　　C.扭扭操　　D.颈部操

图15　宝宝健身操

扭扭操(图15C) ①让宝宝平躺,握住宝宝双脚。②将左脚抬起,交叠于右脚上（此时宝宝的腰部应该微微扭转）。③恢复平躺,再换右脚交叠于左脚上。如此左右脚各重复10次。

颈部操(图15D) ①让宝宝趴着。②双手握住宝宝的腰部,将宝宝的腰部略向上抬。③轻轻放平宝宝。④如此反复10次。

16 为什么要重视新生儿的早期教育?

新生儿从充满羊水的子宫里来到可以自己直接呼吸空气的大自然中,在适应新环境的同时,身心也在迅速发育着。心理学家研究认为,儿童的潜在能力遵循着一种递减规律。生下来具有100分潜在能力的儿童,在出生时就进行教育,则可成为具有100分能力的人;如果5岁开始教育,只能成为具有80分能力的人;如果10岁开始教育,只能成为具有60分能力的人。教育越晚,儿童生来具有的潜在能力就越难以发挥,有的孩子出生后,家长忙于工作,或因条件所限,没有对孩子进行适时的早期教育,孩子的智能发展因此受到很大影响。

有的孩子出生时有影响智力发育的早产儿或窒息的情况,但家长对孩子进行了有针对性的早期教育,结果孩子的智力发展正常甚至优秀。周岁以内的婴儿身心发展最快,也蕴涵着巨大的发展潜能。0~3个月,训练重点是在充分利用先天性条件反射的同时,建立后天条件反射,且越多越好,如母乳按需喂奶、人工喂养定时喂奶、自然入睡等。训练孩子的感觉器官,让孩子听各种声音,看鲜艳的物品。发展孩子的运动功能,练习俯卧、抬头、抓握,做婴儿体操,因此要重视新生儿、婴儿的早期教育。

17 对新生儿如何进行视觉训练?

为了训练新生儿的视力,首先,可以吸引孩子注视灯光,进行视觉的刺激,然后让孩子的眼睛跟踪有色彩、发亮和移动的物体。可进行以下几种视觉训练游戏。

看亮光游戏 新生儿出生后已有光感,可在房内挂光亮适度、柔和的乳白色灯或彩灯,光线不要直射孩子的脸,可以一会儿开灯,一会儿关灯,以锻炼瞳孔扩大与缩小的功能。两周后可用红布包住手电筒,将亮光对准新生儿眼上方15~20厘米处,沿水平线向左右或前后方向慢慢摇动数次,促使他透视亮光,进行视觉训练。训练时视角仅限于正前方45度范围，注视时间仅几秒钟。满月时，视角可扩大到正前方90度范围，注视时间可适量延长。

看彩球游戏 将彩球悬挂在新生儿胸上方，距离眼部20~25厘米，逗引新生儿注视。1周后，将彩球在新生儿眼前从左到右移动，再从右到左移动，训练视线随物移动。2周后将球放在新生儿眼前上下移动，并继续向左右移动。满月时将球放在新生儿眼前作360度转圈，训练视线随球转动360度。

看黑白游戏 将黑纸与白纸各一张展示在出生后10天左右的新生儿面前，眼与纸的距离为15~20厘米，先给他看黑纸，然后再看白纸，各注视半分钟。再将黑白纸同时展示，让他同时注视两种不同颜色的纸，训练眼球在两张纸之间来回移动。

另外，新生儿醒后大人可抱着他看室内墙壁上的大幅彩色画，小儿床边挂的玩具、空中悬挂的彩球等。家长还可以经常和他面对面，他（她）会注视你的脸，在短时间他（她）会专心致志地看着你。经过这样的训练会促进新生儿的视觉功能的发育。

18 怎样进行新生儿的听觉训练？

新生儿出生后就已有听觉，出生后2周可集中其听力，会把头或眼睛转向发出声音的方向，形成初步的听觉反应。对新生儿进行听觉的训练，主要通过听声音使其接受听觉刺激，从出生后开始在大脑中储存各种声音的信息，以促进宝宝以后的听力发展和智力的发育。

新生儿最喜欢乳母的说话声，所以在每日每次接触和护理时，与他（她）谈话，轻轻地叫他（她）的名字，使他（她）熟悉乳母的声音及自己的名字，使他（她）逐渐对乳母的声音及自己的名字建立条件反射。让他（她）聆听不同的音乐，可用小型录音机播放优美悦耳的音乐固定听1~2首乐曲。每天在新生儿醒时播放，要定时，以5分钟为宜。要时常改变录音机的放置位置，以训练他追寻声源及倾听的能力。无录音机也可以由父母唱歌给他听。这样不仅进行了听觉训练，而且也培养了他（她）愉快的情绪。

还可以让新生儿听八音琴声、铃声、玩具动物叫声，每次训练时只让他听一种声音以训练听觉。

另外，新生儿居室的环境要安静，不要过于嘈杂，但又不能是无声无息，连一点声音都没有，否则对新生儿听力的发育不利。适量、适当的环境声音刺激会提高新生儿听觉的灵敏性，有利促进孩子的智力发育。

怎样进行新生儿的触觉训练?

新生儿触觉灵敏,特别是唇、面颊、眼睑、手掌、足心等处皮肤尤为明显,触头时立即有反应。因此,应从出生后就开始进行触觉训练。

新生儿觉醒时,乳母用手轻轻触其左脸颊和右脸颊,训练他向左或向右转头。若能在触头后有这样的反应,乳母可以在他脸颊上亲吻一下,表示鼓励。

父母要经常轻柔地抚摸新生儿的每个手指,使他紧握的小手放开,并在每次抚摸后用不同的物体去触碰他的手掌心,如硬的东西,软的东西或热或冷的东西,使他感觉到不同物体的触觉刺激。

还可以在喂奶前,乳母握着他(她)的小手抚摸自己的乳房,然后再喂奶。经常这样触摸乳房,使新生儿知道饿了可在此处觅食,但要在宝宝摸乳房后,喂奶前要擦洗奶头,注意保持清洁。

另外,还可利用给新生儿洗澡前后或换尿布后,全裸或半裸时,父母用手抚摸他的身体,进行轻柔的按摩,使其皮肤感觉触压的刺激。

20 怎样进行新生儿的嗅觉训练?

新生儿出生后就能对各种气味产生各种反应。乳母可利用这一特点对他(她)进行嗅觉训练。

进行嗅觉训练时,可适当选择一些味道让他闻,如喂奶时闻母乳的乳香,洗澡时闻肥皂芳香,揩脐带时闻酒精的酒味等,使他及早接受各种气味的刺激。

21 怎样进行新生儿的味觉训练?

新生儿一出生就会对甜酸苦辣等味道作出不同的反应,如对甜味会做出吸吮动作,出现愉快的表情,对苦、酸、咸的东西会皱眉闭眼,有不愉快的表情。根据这一特点,父母要有意识地让他(她)品尝各种味道,如用消毒过的筷子蘸上酸、甜、苦、咸的各种味道,让他感受到这些不同味道的刺激,来促进新生儿的味觉发育。

22 新生儿的动作训练游戏有哪些?

观看玩具游戏 在小儿的睡床上方约7.5厘米处悬挂一个体积较大、色彩鲜艳的玩具，如彩色气球，妈妈用手轻轻触动气球，同时缓慢而清晰地说："宝宝看大气球"或"气球在哪儿"。训练宝宝逐渐学会用眼睛观看在视力范围内移动的物体。悬挂的玩具要不时变换位置、花样，而且要不断更新。

转动头部游戏 将新生儿仰卧在床上，妈妈手持色彩鲜艳、会发出声响的玩具，在距离宝宝眼睛30厘米远的地方慢慢地移到左边，再慢慢地移到右边，让小儿的头随玩具转动，朝左朝右各转动90°。

收脚掌游戏 父母用手指或其他物体触碰新生儿脚心，使其自动作收脚掌反应，进行4～6次，以活动腿部的肌肉。

23 怎样训练新生儿的手指？

在新生儿期可采用如下方法来训练宝宝的手指。

锻炼手的皮肤感觉 经常给予孩子手部皮肤以有力的刺激。如把手交替伸进冷、热水中(温度要适宜)。或让孩子多接触一些不同性质的物品，如玩玩具，玩石子、玩豆豆等。这样，可以锻炼孩子手的神经反射，促进大脑发育。

增强手指的柔韧性 如让孩子经常伸、屈手指，有利于提高孩子大脑的活动效率。

锻炼手指的灵活性 让孩子的手指做一些比较精细的活动，摸各种各样的东西、玩具，摸的同时要教他认识事物，如摆弄智力玩具、做手指操等。要手脑并用，边做边思考，以增强大脑和手指间的信息传递，提高健脑效果。

交替使用左、右手 左手受右侧大脑支配，右手受左侧大脑支配，交替使用和锻炼左、右手，可以更好地开发大脑两半球的智力。

24 为什么要和新生儿多交谈？

要多和新生儿交谈和沟通，千万不要以为初生的宝宝听不懂话而不去和宝宝交谈。宝宝可能比我们想象的要聪明得多。孩子的语言能力就是从他还听不懂、说不出的时候开始培养的。在宝宝清醒、精神兴奋的时候，爸妈应抓住时机尽可能和宝宝说话，和他交谈。

25 怎样和新生儿交谈？

新生儿醒后躺在床上，然后面对面用柔和的声音和他说话。和宝宝说话的内容应该涉及各个方面。认识爸爸妈妈、爷爷奶奶、穿衣、吃饭以及常用物体的名称、形状、颜色等。

在与宝宝交流时，环境要安静，让他听清楚你的说话声，说话的速度要慢，最多不要超过5分钟。跟新生儿说话时父母要带有笑容，语调要温柔、亲切。在与宝宝说话的同时，还要逗他发声，第2～3周，他就会发出"哦哦"的声音来回答了。父母讲得越多，孩子应答得越勤。

与宝宝说话的机会很多，如换尿布，喂奶，洗澡时都可以进行。如在吃奶时可以说："宝宝吃奶了"，玩耍时说："我们开始做游戏了"，洗澡时说："洗澡身体干净"等。作为母亲要很好地抓住这些时机，多和宝宝交谈。这对新生儿的语言发展、大脑的发育十分有益。

另外，可以有意识地给孩子讲故事，说儿歌，训练宝宝的语言能力。

26 怎样与新生儿进行情感交流？

美国心理学家加达德博士说过"让婴儿以婴儿的见解去亲自体验，自己对人生是抱着信赖和幸福感，还是不信任感或绝望感，关系着婴儿与父母的关系融洽与否"。初为父母是通过与孩子建立了亲密的交流关系之后，才逐渐获得了自信和为人父母的感觉，孩子也因为有了与父母的接触而获得安全、幸福和信赖的感觉，这些基本的满足感是孩子日后成长、发展人际关系的基础。

父母可以通过目光的交流、爱抚、拥抱、轻柔的呼唤、身心交流传递亲子之情，发展孩子对外界事物的认知和感受能力，促进孩子健康而愉快地成长。

要知道新生儿出生后，作为一个微小的生命是十分脆弱的，需要得到母亲的保护，情感交流是不可缺少的。

27 如何开发新生儿右脑的潜能？

我们都知道，人的大脑分为左右两个半球，左右脑的功能虽然无法完全分开，但两者在功能优势及功能发展上存在着分工和差异。左脑拥有语言优势，右脑拥有感觉优势，时间差异主要指在人体生长发育早期，大脑功能的发展主要集中在右脑半球，而右脑半球的发育又将决定左脑半球功能的发展。这就为早期教育提供了重点和目标。下面介绍几种早期促进右脑半球功能发育的简单办法，根据新生儿的实际情况，不妨试一下。

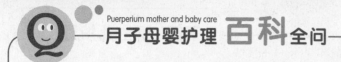

❶对着左耳说话，声音不要太大，声音要轻柔缓慢，不要太靠近耳，保持一定距离。每日2~3次，每次1~3分钟。

❷听没有歌词的古典音乐，音律要适当，音响要适量，曲调要轻柔。

❸按紧左鼻，用右鼻呼吸，时间要短，几秒钟。

❹进行早期感官教育，包括视、听、嗅、触觉等训练。

28 什么是手指益智法？

训练宝宝的手指，开发刺激大脑，以使宝宝更聪明。

人们常说"心灵则手巧"。这里所说的"心"不是指心脏，而是指大脑。"心灵"与"手巧"是辩证的关系，手脚灵了，头脑才会聪明。

训练孩子的手，等于给孩子做"大脑体操"。手的动作代表着孩子智慧，因为大脑用来处理手的感觉信息和指挥手的运动占的比例最大。大脑有许多细胞专门处理手指、手心、手背、腕关节的感觉和运动信息。所以手的动作，特别是手指的动作越复杂，越精巧，越娴熟，就越能在大脑皮质建立更多的神经联络，从而使大脑变得更聪明。因此，早期训练孩子手的技能，对于开发智力十分重要。

29 怎样给新生儿选择合适的玩具？

玩具是孩子最好的伴侣，也是教育与训练不可缺少的教具。新生儿虽然小手还不会抓握玩具，更不会玩弄玩具，但他的眼睛会看，耳朵会听，小手会去触摸，所以选择玩具要根据这一特点，选择色彩鲜艳，有声响能活动的，可以使新生儿能看、能听、能触摸的，并能引起他兴奋情绪的自发地活动手脚，来发展他的视觉、听觉、触觉的玩具。

选择悬挂的彩球、彩灯、妈妈的脸谱画、大幅人像画、红色玩具等悬挂玩具，用这些玩具促进视觉的发育。

选择八音琴、响铃棒、拨浪鼓，能捏出声音的塑料娃娃或动物等音响玩具，用以促进小儿听觉的发育。

选择小皮球、小木棒、塑料圆环、布娃娃等触摸玩具促进触觉发育。

总之，给新生儿选择的玩具一定要有颜色、有声响的，要小型的，柔软、光滑、无棱角的，分量要轻的玩具。

下篇　六、新生儿疾病筛查与常见病防治

01　何为新生儿疾病筛查？

有些先天性疾病、代谢性疾病和内分泌疾病，虽然发病率不高，但危害极大。出生前无法做出诊断，出生后早期又无典型的临床表现，当症状逐渐出现时，往往神经系统已经存在了不可逆的损害，失去了治疗机会，造成严重的身心障碍。

新生儿疾病筛查就是防治某些先天性代谢及内分泌疾病造成的儿童智力低下最有效的办法。在症状出现前发现患儿以便及早确诊、及早抓住治疗时机，确保患儿健康成长。在《中华人民共和国母婴保健法》中，明文提出要开展新生儿疾病筛查，即在婴儿出生后4天，在足跟取2滴血送新生儿疾病筛查中心进行化验。

02　我国法定筛查的新生儿疾病有哪些？

在有的发达国家列入新生儿筛查的项目达20多项。根据我国目前的条件，列入筛查的项目有先天性甲状腺功能低下和苯丙酮尿症。

有的孩子出生时看似很正常，白白胖胖的，很健康，但可能潜伏着某种先天性疾病，尤其是目前筛查的这两种疾病会严重损害脑组织的正常发育，如不抓紧早期确诊、合理治疗，日后肯定是智力低下者，给家庭和社会带来沉重的负担，而这两种病现在已有了较好的治疗办法。如苯丙酮尿症只要坚持食用不含苯丙氨酸的特殊配方奶粉，孩子的智力可以正常发育。先天性甲状腺功能低下者，突出表现是体、智发育障碍，立迟、行迟、齿迟、发育迟和语迟的呆小病，这种病儿出生后立即开始不间断地治疗，成人后还是可以负担一般的学习与生活的。

目前我国法定筛查的新生儿疾病为苯丙酮尿症和先天性甲状腺功能低下症。在南方地区还要做蚕豆病筛查。

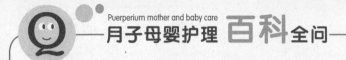

03 为什么要做新生儿听力筛查？

听力障碍是常见的出生缺陷之一。婴幼儿听力损失直接影响其语言的形成，主要表现为发音不清，严重者甚至可以导致聋哑。同时语言发育的滞后还可影响儿童心理、智力和社会交往能力的发展，给家庭、社会带来沉重的负担。儿童语言快速发展阶段主要在0～3岁，而通过常规体检或父母观察，一般在小儿2岁以后才能发现听力障碍，往往错过了儿童语言快速发育的时期，而延误康复的最佳时机。因此，实施听觉监测，能够对大多数听力损伤患儿进行早期诊断，进而有效地实现"早发现、早诊断、早干预"，尽可能地减少听力损伤对儿童的不良影响。

新生儿听力筛查是指：对每一个新生儿，在住院期间通过一种高科技仪器，在宝宝出生24小时以后，通过耳声发射、自动听性脑干反应和声阻抗等电生理学技术，在新生儿出生后自然睡眠或安静的状态下进行客观、快速和无创的检查。一般仅用5～10分钟就可以完成测试。新生儿在出生48小时以后，要接受初次听力筛查；未通过初筛者，在42天左右接受听力复查；42天复查仍未通过者，在3个月左右进行听力诊断性检查。确认为听力损伤的患儿应及时到医院的专科进行相应的儿科学干预。

只有新生儿听力筛查才是早期发现儿童听力障碍的有效方法。到目前为止，以美国为代表的发达国家和部分发展中国家都已经以立法的形式，规定所有新生儿必须进行听力筛查。1999年由中国残联、卫生部等10个部委联合下发"关于确定爱耳日的通知"，首次提出贯彻预防为主的方针，把新生儿听力筛查纳入妇幼保健的常规检查项目。

04 怎样对有听力障碍的宝宝进行早期干预？

根据全国残疾人抽样调查，听力语言残疾居残疾的首位。有研究表明，听力障碍在新生儿中的发病率为0.1%～0.3%，而经过监护病房抢救的新生儿，其听力障碍的发病率可高达2%～4%。我国每年出生约2000万新生儿，据此推算每年约有2到6万先天性听力章碍的新生儿出生。

有听力障碍的儿童常有语言发育落后，社会适应能力低下等问题，而重度或极重度听力障碍儿童由于无法学习语言，必然"聋哑"。如果听力障碍能被早期发现并及时干预，则大部分患儿的语言和智力发育可以接近正常水平。

干预方式目前主要有两种方法：

❶对于轻度、中度或部分重度聋儿，可以验配助听器补偿听力损失。

❷对于重度或极重度聋儿或佩戴助听器无效者，则需要植入人工耳蜗。少数患儿需要配合手术和药物治疗。同时要进行语言康复训练，这项工作需要家长、医生、老师等多方面结合共同完成，并需要坚持不懈，不断努力。其中家长的态度和行为起主要作用，家长必须担当起语言康复训练的责任。

05 怎样判断新生儿是否生病？

新生儿处于一个特殊的生理发育阶段，所以生病后常常症状不明显、不典型，不易被人察觉。另外，新生儿生病后的表现与成人不同，并且病情变化和进展迅速，短期内即可恶化，如不能及时发现，常可引起不良后果。所以乳母及家人应了解一些基本知识，提高警惕，以便及时发现新生儿的病状。一般乳母及家人可从观察新生儿的面色、哭声、吃奶及大小便情况与精神状态等几方面来判断新生儿是否生病。其中以吃奶情况和哭声这两点最为重要。

当发现新生儿出现下列情况之一时，说明孩子不适，可能生病，应及时去医院看医生，以便及早治疗。

❶体温异常：低于35.5℃或超过37.5℃，哭闹能很快入睡，或睡后频繁惊醒。

❷吃奶不好或不吃奶。

❸精神不好：特别安静，或总是迷迷糊糊睡觉，对外界刺激无反应。

❹哭声不正常，哭声低沉或尖叫不哭。

❺呕吐，尤其是频繁呕吐或喷射样呕吐。

❻大便发生改变，如腹泻，便秘，便血。

❼小便异常，尿少，尿血。

❽抱起来全身发软。

当孩子有这些表现时，要注意孩子是否有问题了，及早到医院就诊。

06 什么是鹅口疮？有什么症状表现？

所谓鹅口疮，是新生儿口腔内黏膜、牙龈、嘴唇等处，长出大大小小的白色斑点。此病多见于刚出生不久，由于乳母乳头或奶瓶假乳头不干净，一种真菌繁殖蔓延引起的。发病多在出生后的第2周，不发热，患儿一般口腔黏膜干燥，不流口水不红肿，不影响食欲，无全身不适。但症状一旦发展，婴儿就不吃奶，也没有精神。抵抗力差的，可蔓延到鼻腔、气管、肺脏食管，导致食管炎，出现呕吐，还可引起真菌性肠炎。此时要尽快请医生诊治，局部涂上药，保持清洁，很快就可以治愈。

07 怎样治疗鹅口疮？

发生鹅口疮后，局部以2%～3%小苏打溶液或过氧化氢液清洗，再涂10%硼砂甘油或1%甲紫，每日2～3次。

用制霉菌素甘油混悬液涂抹也有效。还可用中药冰硼散、青黛散等调成糊状，外涂口腔患处治疗，每日2～4次。若因用抗生素而引起的严重鹅口疮，应停用抗生素，口服制霉菌素，同时可给适量的维生素B和维生素C。

08 怎样预防鹅口疮？

新生儿鹅口疮是可以预防的。乳母每次喂奶前都应洗净双手，擦净奶头，新生儿盛牛奶的奶瓶、奶嘴要消毒，保持清洁，少受细菌侵害。有时新生儿嘴里粘有奶渣或舌头发白，需用干净的棉签轻轻擦掉奶渣或白黏液就行了，也可预防鹅口疮的发生。平时要注意新生儿口腔卫生，每次喂奶后喂几口温开水，冲去口腔内的残留乳汁。

09 何为奶癣？有什么症状表现？

奶癣又名婴儿湿疹，是一种常见的新生儿和婴儿过敏性皮肤病，多见于有过敏体质和喂牛奶的孩子。

这种湿疹常对称地分布在婴儿的脸、眉毛之间和耳后和颈下。表现为很小的斑点状红疹，散在或密集在一起，有的还流黏黏的黄水，干燥时则结成黄色痂。此病虽无大的危险，但病儿有刺痒感，常哭闹不安，不好好吃奶和睡觉，影响健康。

10 新生儿奶癣发病的原因有哪些？

奶癣不传染，其发病原因除孩子体质外，食物过敏为致病的主要因素。例如人

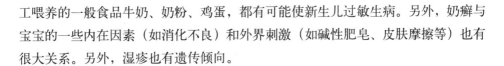

工喂养的一般食品牛奶、奶粉、鸡蛋，都有可能使新生儿过敏生病。另外，奶癣与宝宝的一些内在因素（如消化不良）和外界刺激（如碱性肥皂、皮肤摩擦等）也有很大关系。另外，湿疹也有遗传倾向。

11 如何治疗新生儿奶癣？

新生儿患奶癣后，患处只能用消毒棉花蘸些消毒过的液状石蜡、花生油等油类浸润和清洗，不可用肥皂或用水清洗。局部黄水去净、痂皮浸软后，用消毒软毛巾或纱布轻轻揩拭并除去痂屑，再涂上少许蛋黄或橄榄油。另外，过敏严重的可在医生的指导下用药。

12 如何预防新生儿奶癣？

❶避免过量喂食，防止消化不良。

❷如果牛奶过敏可改用其他代乳食品；乳母要少吃或暂不吃牛奶、鲫鱼汤、鲜虾、螃蟹等诱发性食物，多吃豆制品，如豆浆等清热食物。

❸不吃刺激性食物，如蒜、葱、辣椒等，以免刺激性物质进入乳汁，加剧宝宝的湿疹。

13 什么是红臀？是由什么原因引起的？

红臀，医学上又称"尿布皮疹"。顾名思义是因潮湿尿布刺激而引起的皮疹，是新生儿和1岁前小儿常见的皮肤病。多发生在兜尿布部位，潮湿尿布长时间接触的地方，局部皮肤起小红丘疹或发红、肿胀，重者皮肤脱落或皮肤糜烂。

发生红臀后每次大小便时，因为新生儿皮肤柔嫩，会产生疼痛，故新生儿哭闹不安，同时影响睡眠和饮食。

14 如何预防新生儿红臀？

❶尿布要勤换，尿布湿后要立刻换干净的。换下的尿布要放入盆里（不要乱扔在地上），用肥皂和开水烫洗，用清水漂净，在日光下晒干，以保持尿布清洁和柔软，绝不可把尿湿的尿布不经冲洗，直接晾干就用。

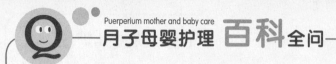
❷每次大小便后，要用温水洗净小儿的臀部和会阴处，再用软布轻轻擦干，局部涂以5%～10%鞣酸软膏，使尿、便酸碱物质不直接刺激皮肤，以达到预防红臀的目的。

❸最好不用塑料或橡皮类材料包在尿布外面，以利湿热散发，减少对皮肤的刺激。

若发生了红臀，除注意以上几方面外，应保持新生儿局部干燥，最好不再包裹，可以穿裤子（带脚），同时用紫草油涂抹患部。另外，若已发生红臀，不要用肥皂洗，以免刺激小儿，可用温水洗干净。

15 新生儿脓疱病有什么症状表现？

很多新生儿在皮肤皱褶的地方，如脖子、腋下及大腿根部生有小脓疱，小似米粒，大似绿豆，稍高出皮肤，脓疱周围皮肤微红，疱内含有透明或浑浊的液体。脓疱破溃后，疱内液流出，则留下像灼伤一样的痕迹，这就是新生儿脓疱病，医学上叫做"天疱疮"。

新生儿皮肤柔嫩，角质层薄，抗病能力差，加上覆盖在皮肤上的胎脂、不断分泌的油脂、堆积的污秽，都成为细菌孳生的最好培养基。特别是皮肤皱褶处潮湿不透气，孩子哭闹时常常被擦破，细菌就会乘虚而入，轻者经过1～2周方可痊愈，重者引起剥脱性皮炎，以致败血症。此时小儿表现出全身中毒症状，如吃奶不香、精神不振、手足发凉、皮肤发花等，如不及时抢救，将有生命危险。

16 如何预防新生儿脓疱病？

为了预防新生儿脓疱病，医护人员、保育人员及家长要注意自身卫生，剪短指甲，清洁双手，精心护理小儿，注意给小儿洗澡，随时清洁皮脂、分泌物及污秽，小儿用具、被服、手帕、毛巾等要定时消毒。衣服与尿布要用柔软的棉织品，不要用透气差的化纤类纺织品，还要保持新生儿大便通畅。

17 如何治疗新生儿脓疱病？

脓疱症如能及早发现，及时治疗，很快即可痊愈。当发现有少数小脓疱时，立即以75%的酒精消毒局部皮肤把脓疱挑破，吸出脓液，用消毒棉签擦净，然后涂以1%的甲紫药水即可。如果脓疱较多，创面糜烂或有结痂，可用马齿苋或金银花液外洗或湿敷，使创面清洁，去掉脓痂后再涂药，注意疱疹部位如有脓液渗出，应及时用消毒棉签吸干，防止溢出蔓延传染，皮肤经常用75%酒精棉签消毒。还要注意每天给孩子洗澡，如果感染明显，可服用（或肌内注射或静脉滴入）抗生素。因新生儿抵抗细菌的能力较弱，病情发展较快，易发展成败血症。所以，病情严重者应立即送医院治疗。

18 何为新生儿硬肿症？由什么原因引起的？

新生儿有时会出现周身或局部皮肤发凉，皮肤和皮下脂肪变硬并有水肿，这称为新生儿硬肿症。

新生儿硬肿症发生的直接原因是寒冷造成的损伤。新生儿特别是早产儿，体温调节中枢发育不成熟，皮下脂肪薄，皮肤嫩薄，血管又多，很容易散发热量，体温易偏低。因此，新生儿需要温度适宜的环境。

19 新生儿硬肿症有哪些症状表现？

正常新生儿的体表温度为36.5℃～37℃，如体温降至35℃，则全身皮肤发凉并且皮肤及皮下脂肪发生凝固变性而发硬，严重者苍白而青紫。最易发生的部位是双大腿的外侧及面颊部，以后逐渐蔓延至臀部、腹部及胸部，以至波及全身。小儿开始表现为不吃奶、哭声小、吸吮和吞咽能力差，严重者四肢不能活动、心跳慢、呼吸表浅、呼吸困难、尿少甚至无尿，可出现鼻出血、吐血而死亡。

20 如何预防新生儿硬肿症？

❶给予新生儿最适宜的环境温度。在母亲分娩前就应做好这一准备，特别是对冬秋季出生的小儿，应把室温提高至25℃～26℃，并应使室温恒定，不可忽高忽低。每天为新生儿洗澡及更换衣服时，室温应更高些，勿使裸体暴露过久。新生儿使用的尿布、衣服及包被，都应在使用前用炉火或暖气加热。

有些家长因为家里室温低而把小儿包裹得很紧，并且不敢给孩子洗澡、换衣服、这对新生儿是很不利的，这会妨碍新生儿的活动，影响其生长发育，并可增加皮肤感染的机会，故应设法提高室温，有条件者可应用电热器，也可给小儿加用热水袋等。

❷ 做好产前检查。此病更易发生于早产儿，如环境温度低，早产儿比足月新生儿更易发生此病，病死率更高，故应预防早产。同时，也可尽量避开在寒冷季节分娩。

❸ 给新生儿及时喂奶，保证摄入奶量，以免因吃奶少而体内热量不足，遇寒冷而身体热量消耗加大，容易发病。

❹ 新生儿要避免感染。新生儿在分娩时受产伤、窒息、缺氧以及产后受到感染，都可使体温下降，诱发硬肿症，因此要预防发病，已发病者宜早治疗为妥。

21 窒息给新生儿带来哪些不良后果?

正常新生儿绝大部分在生后2秒钟就开始呼吸，5秒钟开始啼哭，10秒钟到1分钟就看到有规律的呼吸。新生儿窒息是指新生儿出生后无呼吸或呼吸抑制，或者是出生时无窒息，数分钟后出现呼吸抑制者。

窒息对新生儿近期及远期的影响程度，取决于胎儿在子宫内、分娩过程中和分娩后的缺氧程度。缺氧时间越短，程度越轻，生后呼吸出现得越早，窒息表现也越轻；缺氧时间越长，程度越重，娩出后呼吸出现越晚，窒息症状也越重。

窒息对新生儿的影响主要是大脑，其次是重要脏器——肾脏和心脏等。如果窒息严重，又未能及时抢救，心脏则会由于缺氧不能有力地收缩，使全身各器官、组织因缺血、缺氧，血管壁通透性增高，引起脑、肾、肺等重要器官出血，尤其是颅内出血，进一步加重脑组织损害，从而使呼吸和循环中枢的功能进一步恶化，长时间、严重缺氧常常导致新生儿死亡。即便幸存者，往往留下不可医治的后遗症。

后遗症当中，严重者造成呆傻、癫痫、脑性瘫痪、视听障碍；轻者引起脑微小功能障碍综合征，简称MBD，即众所周知的"小儿多动症"。有人统计在1岁以内的大脑瘫痪患儿中，由于窒息引起的可占25%～50%，新生儿死亡中由于窒息引起的可占13%～14%，所以，防治窒息是降低围生期死亡率和提高新生儿质量的重要环节，切不可忽视。

22　如何预防新生儿窒息?

❶新生儿窒息预防重于治疗。必须积极采取措施预防新生儿窒息。

❷定期产前检查,早期诊断并及时治疗高危孕妇,切不可认为产前检查可有可无。

❸临产前要监测胎儿宫内情况,以尽早发现胎儿窘迫。

❹如果发现胎儿心率变慢或不正常加速,应给孕妇吸氧及5%葡萄糖40毫升静脉注射。

❺在胎儿娩出前做好一切抢救准备工作。

23　新生儿颅内出血有哪些症状表现?

新生儿颅内出血是常见的一种脑损伤,是由于产伤和缺氧引起的,预后较差。分为硬脑膜出血、蛛网膜下腔出血,脑室周围——脑室内出血和小脑出血。

出血后的具体表现,主要是神经系统兴奋症状与神经系统抑制症状。兴奋表现是新生儿易惊醒或烦躁不安,哭声尖利,重时四肢发硬,或出现肢体或全身抽搐,角弓反张。抑制表现是反应低下,不吃、不哭、不动,嗜睡、昏迷、呼吸变慢,甚至出现反复的呼吸暂停。

24　新生儿颅内出血如何救治和护理?

如果家长发现小宝宝有颅内出血的征象,应保持冷静,一方面紧急通知救护人员,进行抢救,另一方面做好小宝宝的护理工作。

❶注意保持绝对安静,患儿绝对制动,保持安静可防继续出血。

❷注意保暖,保暖既有利于患儿安静,保持正常新陈代谢,又可防止并发症发生。

❸注意体位,头肩应稍抬高,并让他(她)处于右侧卧位,防止孩子呕吐时误吸引起窒息。

❹注意保持呼吸道通畅,不要让痰液阻塞气道。

❺注意补充营养。

25 新生儿破伤风由什么引起？有何危害？

新生儿破伤风俗称新生儿"四六风"，是由破伤风杆菌自脐部侵入而引起的一种感染性疾病。破伤风杆菌广泛存在于土壤、尘埃及马、牛、羊和人的粪便中，它可产生毒素。新生儿感染破伤风杆菌后，毒素沿神经系统或经血液系统、淋巴传至中枢神经系统及其他组织，引起全身肌肉痉挛，死亡率相当高。患儿多数在出生后4~6天发病。主要症状为牙关紧闭，不能吸奶，全身肌肉抽动，面部肌肉抽动形成苦笑面容，严重的抽动可引起呼吸困难而导致患儿窒息死亡。

新生儿发生此病的主要原因是医生接生小儿剪脐带时使用了消毒不严的剪刀和敷料，或接生员的手没有消毒干净或出生后不注意脐部的清洁卫生，致使破伤风杆菌自脐部侵入所致。

26 如何预防新生儿破伤风？

新生儿破伤风是完全可以预防的。孕妇应接受破伤风免疫注射，另一点，分娩时科学接生，最好到医院分娩，坚持严格消毒。破伤风杆菌是很难杀死的，需要煮沸1小时，或高压蒸汽消毒，或用含碘的消毒剂，或1%升汞溶液浸泡2~3小时才能杀灭。

为预防新生儿破伤风的发生，孕妇应尽量去医院分娩；在家庭分娩者，一定要请医生或接生员，并坚持严格消毒。包括经过严格消毒的剪刀及止血钳，敷料要经过高压锅消毒；剪脐带，要先用碘酒、酒精消毒后，用止血钳夹住脐带，再用消毒剪刀剪断脐带；结扎好，断处再涂碘酒、酒精，最后用消毒纱布敷盖包扎。只要采取科学的接生方法，严格无菌操作，注意脐带端的清洁处理。新生儿破伤风是能够完全消灭的。同时，给新生儿肌内注射破伤风抗毒素和青霉素以预防感染。

27 何为新生儿败血症？是什么原因引起的？

新生儿败血症是由于病菌侵入血液循环系统，大量繁殖的一种严重疾病。可以在子宫内感染、分娩时和出生后感染。

子宫内感染是由于母体患有感染性疾病，病菌通过血液循环经胎盘进入胎儿血液中，也可经过被病菌污染的羊水使胎儿感染，引起败血症。

分娩时感染是由于分娩过程中出现羊膜早破，病菌经过破裂口侵入胎膜腔感染胎儿。也有个别的因旧法接生、分娩时消毒不严而感染。

出生后感染是通过脐带、皮肤或口腔黏膜等途径，使病菌进入新生儿体内而引起感染。

子宫内及分娩时感染的败血症，大多在出生3天内发病，以大肠杆菌和链球菌感染为主。出生后感染的败血症发病较晚，大多在出生5天左右发病，主要由葡萄球菌感染发病。

新生儿的免疫功能尚未成熟，白细胞与病菌作斗争的能力差，一旦感染后，病菌很快通过皮肤及黏膜丰富的毛细血管网扩散到全身而形成败血症，新生儿病势发展快，面色苍白发青，不吃不哭、精神委靡，出现黄疸并逐日加重，体温不稳定，多数体温不升，也有超高热达40℃～42℃现象。严重者出现呼吸困难，烦躁不安，皮肤有出血点。如能早期诊断，正确治疗，败血症是能治愈的。

28 如何预防新生儿败血症?

❶注意围生期保健，积极防治孕妇感染，以防治胎儿在宫内感染。

❷在分娩过程中严格执行无菌操作，对产房环境、抢救设备、复苏器械等要严格消毒。

❸对早期破水、产程太长、宫内窒息的新生儿，出生后应进行预防性治疗。

❹做好新生儿护理工作，应特别注意保护好皮肤、黏膜、脐部免受感染或损伤，注意不要用布擦口腔黏膜，不用针挑"马牙"而损伤口腔黏膜，不使脐带受污染。平日要细心观察宝宝的皮肤、消化道、呼吸道有无感染，尽可能及早发现轻微的感染病灶，及时处理，以免感染扩散。

29 新生儿黄疸是怎么回事?

大部分新生儿在出生后2～3天，出现皮肤、白眼球和口腔黏膜黄染，有轻有重，一般在脸部和前胸较明显，但手心和脚心不黄，尿色正常，出黄疸时宝宝能吃，精神好，没有异常表现，均属正常。一般第4～6天最重，足月儿在生后7～10天自行消退，早产儿可延迟到第3～4周才消退，在此期间，小儿一般情况良好，不伴有其他症状，这种现象称"生理性黄疸"，不需要治疗。

但是，有的新生儿出生后24小时内出现皮肤黄染，并且很快加重，2周后仍不消退；或当消退后又再次出现，大便呈灰白色等，应考虑是病理性黄疸。引起病理性黄疸的原因很多，应需要及时请医生检查治疗。医生一般采用光照疗法、药物疗法和换血疗法进行治疗。

30 什么是ABO溶血病？

由于母婴血型不合引起血型抗原免疫而造成的同族免疫溶血性疾病，被称为ABO溶血症。一般情况下ABO血型不合的母亲大多为O型。当母亲血型为O型，胎儿血型为A型或B型时，胎儿血液中的A或B抗原由于某种原因进入母体后刺激母体产生血型抗体，此抗体通过胎盘再进入胎儿体内，与胎儿体内的A或B抗原结合，从而引起胎儿红细胞凝集，继而溶解而出现溶血，引起水肿、贫血、肝脾肿大和出生后短时间内出现进行性重度黄疸。

31 及早治疗新生儿溶血有何重要性？如何治疗？

新生儿溶血如及早诊断治疗，治愈率较高，较少遗留神经系统后遗症。未及时诊断治疗者可发生严重的并发症、核黄疸，从而会遗留智力低下、听觉障碍、抽搐等神经系统后遗症，故及时诊断、治疗是关键。医生会根据不同情况采取不同的治疗方法，比如用换血疗法、光照疗法、药物疗法进行治疗。

32 新生儿肺炎发病原因有哪些？

新生儿肺炎多由于感染引起，感染可发生在产前、产时、产后。产前感染已很少见。

新生儿因免疫功能不全、抵抗力低下，在分娩过程中，经过母亲的产道，吸入羊水或出生后着凉感冒，很容易受到细菌感染，或多由患呼吸道感染的大人们传给新生儿，由感冒引发肺炎。

33 新生儿肺炎有哪些症状表现？

新生儿肺炎开始发病就表现不吃、不笑、体温不升、体重不增的"四不"症状，加重后出现发热、哭闹、拒奶、呕吐、吐白沫和气急等，严重时可见鼻翼扇动、面色苍白、唇周青紫、呼吸困难、脉搏快速，如不及时治疗，可引起死亡。

34 如何防治新生儿肺炎？

婴儿得了肺炎应立即送到医院治疗，一般采用吸氧、抗生素、输液和加强护理等方法，效果都很好。

预防新生儿肺炎的措施：凡母亲产道有感染者应对症治疗，出生时应防止羊水吸收。应注意对新生儿的保暖和避免与患有上呼吸道感染的人接触。

35 新生儿溢奶是怎么回事？

有很多正常的新生儿，出生后的头几个星期常常在吃完奶后要从口边流出一些奶液，每天可有多次，这种情况俗称"溢奶"。有少数婴儿在喂奶后片刻因改变体位（多见喂奶后不久给婴儿换尿布）而引起溢奶。除溢奶外，一般情况良好，小儿发育不受影响，体重照常增长，这是正常现象。随着月龄增长，溢奶慢慢就会停止，大约于生后6个月内自然消失。

新生儿溢奶，是乳母经常遇到的问题，可能是生理现象，但也可能是病理现象。

36 新生儿发生吐奶的原因有哪些？

新生儿容易发生吐奶，一般是由新生儿的生理特点所决定的。新生儿胃容量极小，胃的肌肉很薄弱，胃神经的调节功能发育不够成熟，胃贲门（胃入口处）肌肉松，而幽门（出胃处）又较紧，加之胃呈水平状，胃底平直，奶水容易反流，引起呕吐。如果喂养姿势不对、喂养不当、喂得过饱、喂奶时啼哭、吸空奶瓶、乳头过大或凹陷等引起大量气体吞入而呕吐，或用奶瓶喂奶时，橡皮奶头孔眼过大，吸奶过急、过猛，或喂奶后平卧过多、过早翻动婴儿，都容易引起呕吐。

37 如何避免生理性吐奶？

吐奶一般属于生理现象，不要害怕，只要注意喂奶姿势，不要喂得过饱，在啼哭时不急于喂奶，不吸空奶瓶，同时注意喂完奶后，将新生儿抱伏在母亲的肩上，

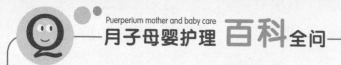
轻拍背部，让新生儿将吞入胃内的空气呃出，然后以右侧卧位放下，呕吐是可以减少和避免的。

38 如何分辨病理性吐奶?

假如有以下情况者，要考虑是病理性吐奶。如呕吐奶水频繁，吐出物为奶瓣，或绿色胆汁，呕吐量多；有的呕吐呈喷射状，伴有尖哭声；有的生下来就呕吐，而且无胎便排出，并伴有腹胀；有的生后2~3周开始，呈进行性、持续性吐奶；有的呈喷射性，吐奶为奶凝块，不含胆汁；有的大便量较少，吐后饥饿感很强。这些呕吐可能是胃肠道感染、脑膜炎、颅内血肿或先天性食管闭锁，或先天性肥厚性幽门狭窄引起，应立即去医院诊治，否则会延误病情而带来严重的后果。

39 引发新生儿腹泻的原因有哪些?

新生儿的消化功能发育不完善，调节功能不稳定，在一些病因作用下，容易发生胃肠功能紊乱，引发腹泻。

腹泻对成人来说不是什么大病，但对于水分占体重80%的新生儿来说却是一个不可忽视的疾病。一般来说，母乳喂养的新生儿很少发生腹泻，这是因为母乳不仅营养成分比例恰当，适合于新生儿的需要，而且其中含有多种抗体可以防止腹泻的发生。人工喂养的新生儿，常因牛奶放置时间过长变质或食具消毒不严而造成消化道感染，导致腹泻的发生。另外，气候骤变、牛奶或奶粉冲配不当、喂养不当，奶中加糖过多等以及牛奶过敏，都可造成新生儿消化道功能紊乱，发生腹泻。

40 新生儿腹泻有哪些症状表现? 如何预防?

轻度的腹泻，大便为黄绿色，可带有少量黏液，有酸臭味，呈薄糊状，每天大便约10次以下。如果大便次数增多，每天多达10次以上，症状就会加重，出现明显脱水，小儿哭声低微，体重锐减、尿少等。如不及时治疗还会出现水与电解质紊乱和酸中毒等严重症状。所以新生儿发生腹泻时，切不可轻视，应及时治疗。

如何预防新生儿腹泻呢？母乳喂养每次喂奶时都应将乳头用水洗干净，人工喂养婴儿应将奶瓶及一切食具在每次喂奶前清洁干净，并煮沸消毒。奶或其他代乳品配制要新鲜。喂乳量应逐渐增加或改变浓度。

41 新生儿便秘如何治疗和护理?

便秘是指大便次数明显减少,大便坚硬和排便费力。

新生儿早期有胎粪性便秘,是由于胎粪稠厚积聚在乙状结肠及直肠内,排出量很少,于产后72小时尚未排完,表现为腹胀、呕吐、拒奶。可用温盐水灌肠或开塞露刺激,胎粪排出后症状消失不再复发,如果随后又出现腹胀,这种顽固性便秘要考虑是否为先天性巨结肠症。

新生儿便秘大多数发生在吃牛奶的孩子,2~3天解一次大便。如果小儿排便并不困难,并且大便也不硬,婴儿精神好体重也增加,这种情况就不是病,只是小孩排便的一种习惯。如果除大便次数明显减少外,每次排便时还非常用力,并在排便后可能出现肛门破裂,便血,应积极处理。

新生儿便秘,可在宝宝的肛门内放置甘油栓,或细小的肥皂条以帮助排便。切忌用泻药。因为泻药有可能导致肠道的异常蠕动而引起肠套叠,如不及时诊治,可能造成肠坏死而危及生命。

42 新生儿脐炎是由什么原因引起的?

脐带是胎儿从母体获取营养的供养线,新生儿出生后,脐带结扎,使新生儿腹腔与外界直接相通的通道被堵塞,所剩下的1厘米左右脐带残端,在正常情况下于生后3~7天脱落,脱落的时间早晚因不同的结扎方法稍有差别。但在脐带脱落前,脐部易成为细菌繁殖的温床,而发生新生儿脐炎,进而细菌可侵入腹壁,进入血液,成为引起新生儿败血症最常见的原因之一。

新生儿脐炎的发生,一方面是由于出生时断脐消毒不严而感染,更常见的是由于脐带残端被污染而发生感染。可以说父母对宝宝的脐带是十分重视的,一是担心感染,二是担心此处容易着凉,因此,脐部除医生给予包裹的纱布外,上面还垫上一层厚布,将所兜的尿布再盖在上面,里里外外好几层。当尿布被尿湿后,尿液将纱布和垫的厚布浸湿,而换尿布时,里面的纱布和垫布不换,就会使脐带浸在潮湿的环境下,各种病原菌就在脐带这种适宜的环境下繁殖感染。

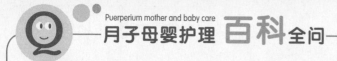
43 新生儿脐炎有什么表现症状?

脐部感染轻者表现为局部有脓性分泌物,有臭味,脐部及周围皮肤发红或有肿胀;重者感染扩散形成腹壁感染,形成脓肿,或向腹膜扩散引起腹膜炎,向全身扩散引起败血症。

有些父母在孩子脐带脱落创口未愈时,因局部潮湿用爽身粉、脐带粉一类的东西,使脐部在异物的刺激下形成慢性炎症,表现为脐肉芽肿,常呈一小的樱红色肿物,表面有脓性分泌物,经久不愈。

44 如何预防新生儿脐炎?

新生儿脐炎的预防主要是做好断脐后的护理,保持局部清洁卫生。在脐带未脱落前,洗澡后要将脐带周围的水吸干,可用75%的酒精消毒残端,再换上干净的纱布包裹好;不要将尿布盖在脐部上,以保持局部干燥,勤换尿布,防止尿液污染脐带。如果脐带根部发红,或脐带脱落后伤口不愈合,有脐窝湿润、流水等表现,应立即进行局部处理,用3%双氧水冲洗局部2~3次后用碘酊消毒,再用酒精脱碘,如果脐部炎症明显,有脓性分泌物等应立即送孩子到医院治疗。

45 何为脐疝? 发生脐疝的原因有哪些?

少数新生儿脐部有圆形或卵圆形肿块突出,在孩子哭闹或咳嗽时更为明显。仔细观察肿块周围的皮肤颜色如常,当孩子静卧时肿块还可消失,如用手指加压,可将肿块推回腹腔;此时一般不伴有其他症状。这说明孩子患了脐疝。

脐疝的发生是因新生儿脐部未完全闭合,肠管自脐环突出至皮下而致。脐疝是新生儿期的常见病,早产儿发生较多。一般不会给小儿带来痛苦。小儿得了脐疝一般不需治疗,绝大多数患儿可随着年龄的增长和两侧腹直肌发育,在1岁左右自行愈合。在患病期间,父母应尽可能减少孩子的哭闹和咳嗽,因为哭闹和咳嗽会使腹内压增大,不利于脐疝的愈合。

只有个别脐环较小,肠管突出进入疝囊内回纳不能进腹腔,出现肠梗阻,婴儿出现呕吐、便秘、剧哭等,必须立即送医院诊治。有些乳母用钱币包布压在脐疝上,有些乳母用胶布粘贴牵拉,都是不可取的办法,反而会损害脐部皮肤,引起破损感染。

46 什么是新生儿特发性低血糖？

低血糖在新生儿期较为常见，特别是新生儿头几天机体能量的主要来源是糖，而在胎儿期肝内储藏的糖原较少。特别是低体重出生儿、早产儿、双胎儿，生后如不提早进食很容易发生低血糖。还有患有其他疾病的新生儿，如颅内出血、窒息、缺氧、新生儿硬肿症、严重感染、败血症等也易发生低血糖。乳母患糖尿病或妊娠中毒症，新生儿可在生后数小时至1周内出现低血糖。若新生儿开始时手足震颤阵发性发绀，嗜睡，对外界刺激反应差、吮奶差，哭声弱，继而面色苍白、心动过速，惊厥、昏迷，若经静脉注射葡萄糖后症状迅速消失，即可考虑本病。

对低血糖的患儿，轻症可给予白糖水和葡萄糖水口服，重者可给予静脉点滴葡萄糖注射液。

47 怎样知道新生儿是否发热？

人体正常体温平均在36℃～37℃之间，超过37℃就是发热。38℃以下是低热，39℃以上是高热。在一般情况下，新生儿体温下午比上午稍高（0.5℃以内），这是正常现象。

怎样知道新生儿是否发热呢？通过仔细观察，若发现孩子面红、唇干、出汗、烦闹、呼吸气粗，吃奶时口鼻出气热，再用手背扪额、背心，以及手脚发烫，可判断为发热。若用体温表来测定，则更为准确。

关于如何给新生儿测体温可见207页如何给小儿测体温的内容，如果发现体温升高，须密切观察，应当每隔1～2小时测试1次。

48 新生儿发热怎样降温？

新生儿发热，应以物理降温为主，不可随便使用退热药，以防止产生不良反应。

发热对于新生儿来说是常见症状，可以由许多疾病引起。由于新生儿在生理上有许多特殊之处，所以父母不要随便给孩子服药，例如给新生儿服用退热药，有时会出现周身青紫，贫血，便血，吐血等症状，甚至死亡。

新生儿发热时最简便又行之有效的处理办法是物理降温。体温在38℃以下时，一般不需要处理，只要多喂些水就可以。如体温在38℃～39℃，可将包裹孩子的被子掀开，或给孩子换上较薄的衣被，以便于散热。也可以让孩子的头枕一个冷水袋降温。对于39℃以上的高热患儿，可用纱布蘸着温水擦颈部、腋下、大腿根部及四肢等处降温。在降温过程中要注意，体温一开始下降，就要马上停止降温措施，以免矫枉过正出现低体温。夏季，降温的同时要注意给孩子多喝白开水或糖水。因为在发热过程中，机体会消耗一定的水分，应及时补充。

在采用物理降温的同时，还要请医生确定孩子发热的原因，然后在医生的指导下进行治疗。

49 新生儿产伤包括哪两种？如何处理？

新生儿产伤包括以下两种。

产瘤（先锋头） 胎儿经过产道时，由于挤压而使头部某个部分形成肿胀，大都发生于头顶部，出生时即可见到，触摸有囊性感，数天后即会消失，不必特殊处理。

头颅血肿 存在于头骨与骨膜之间的血肿，称为头颅血肿，类似产瘤。不同之处在于血肿限于一块骨头，不超越骨缝。出生后数小时至数天有增大趋势。

头颅血肿危害不大，有的患儿因血肿吸收，可加重黄疸。这种情况一般不必处理，大约数月后会自行消失。

50 先天性斜颈有哪三种？

有的宝宝出生半个月后，大人发现其头总是偏向一侧，是个"歪脖子"，于是父母很发愁。其实有的婴儿歪脖子是可以预防的，即便出现了歪脖子，也是可以治疗的。

先天性斜颈（歪脖子）主要分三种。第一种叫肌性斜颈，由于一侧胸锁乳突肌变硬（纤维化）和痉挛性收缩而使原来的功能丧失，使头向该侧偏斜，这是临床常见的类型；第二种是骨性斜颈，是由于颈椎骨骺畸形所致，如颈椎发育不全、椎体融合等；第三种是代偿性斜颈，是在斜视、听力下降等基础上发生的。

一般常见的主要是肌性斜颈，是由于一侧胸锁乳突肌纤维化，失去弹性，而不能维持正常姿势。

51 先天性斜颈有哪些症状表现？

小儿斜颈一般在出生后2~3周就会被发现。头向患侧倾斜，下颌转向对侧，或发现胸锁乳头肌上有成人拇指大小的疙瘩，坚硬如骨，硬结逐渐增大，出现斜颈。

52 引起先天性斜颈的原因有哪些？

❶胎位不正或子宫壁受到不正常压力，使胎儿头颈部姿势异常，阻碍了一侧胸锁乳突肌的血液供应，营养不良使肌肉缺血、萎缩。

❷难产：分娩时胎儿胸锁乳突肌受产道或产钳挤压或牵引受伤出血。如能及时处理难产，就可防止斜颈。

❸遗传因素：约有17%的患儿有家族遗传史。

53 如何治疗婴幼儿斜颈？

婴幼儿斜颈是可以治疗的，但治疗要早。在1周岁内主要是靠家长推拿，进行手法矫治。让孩子平躺，头转向健侧，使鼻与身体的正中线一致，一人按住双肩，另一人抱住孩子的头向健侧转动。每天10次左右，每次转20下，动作要充分（但要考虑孩子的承受力）。然后用手按摩胸锁乳突肌。按摩后进行热敷，或用绷带将头及健侧肩关节作"八"字形固定。只要坚持不懈，多能矫正过来。如果矫正无效，可到医院进行手术治疗。方法是切断胸锁乳突肌，畸形就可以矫正。手术比较简单，效果很好。

54 先天性髋关节脱位的发病原因有哪些？

新生儿先天性髋关节脱位是指股骨头不在原来位置（髋臼里）而脱出在髋臼外边。此病的发病女孩多于男孩，左侧多于右侧，单侧脱位多于双侧脱位。

一般认为发生先天性髋关节脱位与遗传有一定的关系，也与乳母的内分泌和臀位产伤有关，分娩前母体大量分泌雌性激素，使胎儿的髋关节韧带处于极度松弛状态，一旦受外力（如臀位产伤）就可能发生脱位。

55 先天性髋关节脱位有哪些症状表现?

患本病的宝宝刚出生时一般无明显症状和体征,不容易发现,很容易被忽略,而发现较晚将错过治疗的最佳时期,不但治疗较困难,还会影响疗效,增加婴儿的痛苦,因此,家长一旦发现新生儿有下面提到的任何一点蛛丝马迹就应及时就诊。

❶新生儿出生后1~2周内患肢处于一种轻度内旋或屈曲的位置。

❷两侧大腿内侧或臀下皮肤皱襞不对称(单侧脱位),患侧皱襞加深或数目增多。

❸患肢明显缩短或牵伸患肢有弹响声。

56 引发佝偻病的原因有哪些? 如何预防?

维生素D缺乏性佝偻病是小儿常见的疾病之一,它是由维生素D不足而引起的全身钙、磷代谢不平衡和骨骼的改变。佝偻病虽然不直接危及小儿生命,但导致机体抵抗力降低,一旦发生骨骼改变,像鸡胸、"X"或"O"型腿,会给小儿生理和心理上都带来严重的痛苦。

新生儿出生时,肝脏内储存的维生素D的数量很少,而其最低需要量是每日80~130国际单位(最适宜的量是每日400~600国际单位)。一般母乳及人工喂养的食品均不能满足其需要,因为人乳每100毫升中含有维生素D0.4~10.0国际单位,牛乳每100毫升中含有0.3~4.0国际单位的维生素D。因此,不论是人乳喂养的还是人工喂养的新生儿,特别是双胎儿、早产儿,都应在出生后两周补充维生素D。

另外,要预防新生儿患佝偻病,除补充维生素D外,还应补充钙和磷,因为人乳中钙和磷均不足。牛乳中钙和磷虽多,但因不成比例,不易被吸收。

57 男婴摸不到睾丸需要急于治疗吗? 为什么?

新生男婴摸不到睾丸,应观察到1岁再视情况治疗。

男婴出生不久,只能摸到一侧有睾丸,另一侧摸不到。如果出现这样的情况,这个孩子可能有隐睾。隐睾是指男婴出生后一侧或两侧睾丸未降至阴囊,而停留在其正常下降通路的任何一处(如腹股沟管内),所以会出现一侧或两侧睾丸摸不到的现象。

正常情况下，新生儿出生时睾丸已下降入阴囊。但有一部分新生儿，由于胚胎发育延迟等缘故，出生时会有隐睾。这些患隐睾的新生儿，绝大多数人是睾丸的下降时间推迟了，有的可以推迟到出生后的3个月到1年。至1周岁时仍为隐睾者的占0.8%，而这以后睾丸自行下降机会极少。因此如果新生儿有隐睾，可不必急于采用药物手术方法试图将睾丸复位，可耐心等待，期待睾丸自动下降。

但是孩子到了1岁后睾丸仍未降到阴囊，其自行下降的机会就会变得很小，应在孩子2岁以内给予药物或手术治疗。隐睾如果不能及时治疗，可导致不育症、睾丸创伤、心理创伤等。隐睾的治疗原则是使处于不正常位置的睾丸恢复到正常位置。

58 新生儿常见的眼疾有哪些？

❶眼炎：新生儿眼炎主要是经过产道时感染，如感染披衣菌，通常在出生后2周开始出现症状，表现为红眼，分泌物多，睁不开眼等。如果感染的细菌是淋菌，通常在出生后的2～3天就发生，而且进展非常快，甚至有可能把整个角膜溶解，有失明的危险。如果感染包涵体，通常出生后7～10天内发病，表现为双眼睑水肿、结膜充血、眼屎很多，症状较重，但不侵犯角膜，病情较长，数周才愈。患眼炎的小儿应及时就医。

❷先天性鼻泪管堵塞：鼻泪管堵塞会使泪囊发炎，经常流泪。刚出生2周以内的新生儿，因泪腺还没有发育完全，所以哭的时候不会流泪。如果2周以内的新生儿哭的时候流泪，就可能是先天性鼻泪管堵塞。如果新生儿有以上症状时应及时就诊。

❸如果婴儿一侧眼睛流泪、流脓，内眼角下方有鼓包，应想到有新生儿泪囊炎的可能，其原因多与鼻泪管不通、下端出口被先天性膜组织封闭或上皮碎屑堵塞所致，也可能存在鼻部先天畸形。在出生时，大部分新生儿鼻泪管膜仍是完整无缺，至生后3周半泪腺开始分泌之前自行破裂。如果这一过程未出现，当泪腺开始分泌后，则出现溢泪。分泌物聚集于鼻泪管内，刺激黏膜引起泪囊炎。其结膜充血，有脓性分泌物，常常可与结膜炎混淆。但泪囊炎一般发病晚，多半是单侧，结膜充血轻，泪囊部可见隆起，压之有脓液自泪小点溢出，可与结膜炎鉴别。

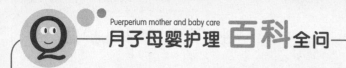
慢性的新生儿泪囊炎有时可继发感染，导致急性泪囊炎。表现为泪囊局部高度红肿，严重时伴发热，若不及时治疗，数日后可破溃流脓，炎症消退，但遗留瘘管，经久不愈。早期应全身应用抗生素、热敷，若局部已发黄，则可切开排脓。

59 新生儿容易发生哪些耳病?

新生儿常见的耳病有外耳道炎、外耳道疖肿、中耳炎等。

新生儿期耳咽管短、粗、呈水平位。当新生儿感冒、嗓子发炎时，会蔓延至中耳；有时新生儿吐奶、呛奶时奶水也容易经耳咽管进到中耳，这些都可能引起化脓性中耳炎；由于新生儿多仰卧在床，泪水、吐的奶水很容易流进耳朵里，而引起外耳道炎、外耳道疖肿。

耳朵的毛病在早期疼痛剧烈，因而小儿哭闹不停，不吃不睡，而大人还不知道是什么原因，只有当看到耳道口脓汁流出时才去医院。

新生儿耳朵有毛病千万不要忽略，一定要及早发现，彻底治愈。

60 新生儿鼻子不通气怎么办?

新生儿鼻腔短而小，鼻道窄，毛细血管丰富，与成人相比更容易发生炎症，一旦遇到寒冷刺激或上呼吸道感染很容易发生充血、水肿、阻塞，致使孩子不能很好地吃奶，情绪烦躁，哭闹，张口呼吸，所以说保持新生儿呼吸道通畅，就更显得重要。

鼻子不通气可以采取以下方法处理：

❶如果有分泌物堵塞，点一滴母奶在小儿鼻腔中。使鼻污软化后用棉丝等物刺激鼻腔致使小儿打喷嚏，有利于分泌物的排出；或用棉签蘸少量水，轻轻插入鼻腔清除分泌物。注意动作一定要轻柔，切勿用力过猛损伤黏膜，造成鼻出血。

❷对没有分泌物的鼻堵塞，可以采用温热毛巾敷于鼻根部的办法，也能起到一定的通气作用。

❸治疗鼻子不通气，还可以用些促使鼻黏膜血管收缩的药物，新生儿一般实在非用不可时，1天最多只能滴1～2次，因为长时间用药可产生依赖性，造成药物性鼻炎。

61 新生儿的胎痣有哪几种? 为何不可轻视?

有些新生儿的皮肤上有几块色素斑,俗称胎痣。这些胎痣倘若不长在面部,一般家长不太理会。不过从医学角度来看,切不可轻视,它们往往是孩子有某种疾病的反应。

棕色胎痣 这是一种棕色的色素斑,出生后就能见到。因其颜色像咖啡里加了牛奶,又称"咖啡牛奶斑"。它与周围皮肤界限清楚,不凸起,无渗出,不脱屑,不痛不痒,分布于躯干和四肢,椭圆形状不规则。这种斑在正常人身上有时也可以见到1~2块,没有关系,倘若5块以上,直径超过1.5厘米,则要考虑将来有可能出现神经纤维瘤病。一般来说,这种病不需特殊处理,将来皮肤及皮肤下肿瘤如压迫神经时,则需要切除。

白色胎痣 医学上称为"色素脱斑"。在新生儿身上呈椭圆形,像一片尖尖的树叶,或不规则。要注意小孩以后会不会抽风,并发癫痫,如有抽风,往往还伴有智力低下。

红色胎痣 大约有50%的新生儿出生时可见到红色胎痣,常见于两眉之间的前额部或颈背部,可突出于皮肤,有时近似圆形,有时不规则。这是一种血管瘤,只要不太大,生长不快,不在重要位置,一般不需要治疗,也没有危险。不过有一种面部血管痣,可并发脑膜血管瘤。面部血管痣,常限于一侧颜面部,尤其容易波及眼窝,眉毛等部位,这是三叉神经分布的部位,又称"脑三叉神经血管瘤病"。其表现颜色鲜红,与周围皮肤界限清楚,用力压迫不会褪色。在面部血管痣的对侧的肢体会有抽搐,有些人还会并发肢体瘫痪,有些会有智力低下,大约有1/4的病儿生后有青光眼。

黑色胎痣 婴儿有少数黑痣没有什么关系,主要看生长部位再决定是否治疗。有的婴儿身上出现黑斑的花纹,似大理石花纹,也有的似线条或螺旋状,多分布于四肢及躯干,常常并发抽风和智力低下,还有的出现癫痫、脑性瘫痪等,发生率女孩高于男孩。

蓝色胎痣 多分布在背、腰、臀部,有的面积很大,有的数目很多,这种胎记与神经疾病无关,随着小儿年龄的增加,会逐渐消退,不需治疗。

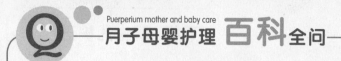
下 篇 七、新生儿用药与疫苗接种

01 新生儿为何要服用鱼肝油？如何服用？

鱼肝油有浓、淡鱼肝油两种，小儿常用的鱼肝油是浓缩鱼肝油滴剂，又称浓缩维生素A、维生素D滴剂，每毫升含维生素D5000国际单位，维生素A50000国际单位。服用鱼肝油的目的主要是预防佝偻病，佝偻病是由于缺乏维生素D而引起骨质发育不良的一种疾病，人体的皮肤能产生维生素D，但需要阳光中紫外线的照射，可是1个月内的小婴儿一般很少能直接接触到阳光，而且，母乳中也没有足量的维生素D。因此，从出生后3～4周起就要每天给孩子喂400国际单位的维生素D，相当于浓缩鱼肝油滴剂3～4滴，早产儿、双胎儿、人工喂养儿、冬季出生的小儿，更易缺乏维生素D。

所以，要从生后2周起添加维生素D。有些父母认为，喂鱼汤就能代替鱼肝油，这是错误的。不用担心鱼肝油有什么副作用，只要在规定剂量范围内服用是绝对没有坏处的。有的小儿服用后大便变稀，父母也不要因此拒喂鱼肝油，可以停用几天看看，等大便正常后再添加。唯一要注意的是不要超量服用，不然会引起维生素A、维生素D中毒，对小儿身体有害，导致中毒的剂量是每日服用了维生素D2000～5000国际单位，相当于浓缩鱼肝油滴剂30滴。除了鱼肝油滴剂外，现在药房和市面上多见的是新一代的维生素A、维生素D制剂，如贝特令、伊可新等。只是剂型、用法和价格上有所差异，实质上都是一样的。用时可按医嘱服用。

防患于未然，一旦出现了骨骼畸形，再回头服用效果就不好了。2岁以后的小儿活动范围大，接触阳光多，饮食基本同成人一样了，可以不再需要添加鱼肝油。

02 为什么要给新生儿及时补充维生素K？

由于母乳中维生素K含量低，为了预防新生儿和1～6月龄婴儿维生素K缺乏相关的出血性疾病，应在医生的指导下注意及时给新生儿和1～6月龄的婴儿补充维生素K。

母乳中维生素K的含量较低，新生儿和6个月内婴儿的生长发育速度快，对维生素K的需要量明显增加，但是其肠道合成维生素K的菌丛不足，合成维生素K满足不了需要，新生儿尤其是早产儿、低出生体重儿最容易发生维生素K缺乏性出血性疾病。最早的新生儿出血性疾病可发生在出生后24小时内，可危及生命，典型的新生儿出血症发生在生后2～5天，严重的也可导致死亡；迟发性新生儿出血症发生在全部或以母乳喂养为主并且出生时没有补充维生素K的婴儿，多发生致命性的颅内出血。

03 如何预防新生儿维生素K缺乏？

　　控制新生儿和出生至6月龄婴儿维生素K缺乏的关键是预防，包括孕妇和乳母要适当多食富含维生素K的食物，使胎儿及婴儿从母体及母乳中获得较多的维生素K。对于母乳喂养儿，常用方案有两种：①新生儿出生后肌注维生素$K_1$1mg或口服维生素$K_1$2mg一次，之后每隔10天以同样剂量口服1次，至3个月，共10次；②新生儿出生后肌注维生素$K_1$1mg或口服维生素$K_1$2mg一次，之后分别于1周和4周时再口服5mg，共3次。对于慢性腹泻、肝胆疾病、脂肪吸收不良或长期应用抗生素的患儿，应每月肌注维生素$K_1$1mg。

　　具体情况，各医院有别，可咨询儿科医生。

04 新生儿发热时能服退热药吗？为什么？

　　新生儿体温调节功能不完善，保暖、出汗、散热功能都比较差，当患病或环境改变时，过分"捂"或喂水不足，都可以引起发热，一般不需要吃退热药，否则，也会招来大祸。

　　小儿退热药有小儿退热片、阿司匹林、ＡＰＣ等，这些都是人们最熟悉的家庭常备药，几乎每个人都离不开，有的家长经常给孩子使用。但是，对新生儿切不可使用。这是因为，这些普通退热药，都是通过药物作用于体温中枢，利用大脑体温中枢的调节功能，使体温下降而退热的。而新生儿神经系统发育不全，体温调节功能不好，常常在服用退热药后，体温突然下降，甚至不升，出现皮肤青紫，甚至便血、吐血、脐部出血、颅内出血等，常因不能及时抢救而死亡。过去往往被人们认为是高热致死的，其实是普普通通的退热药把新生儿置于死地。

　　另外，阿司匹林一类的药物服用后，在血中还可与胆红素争夺白蛋白，新生儿

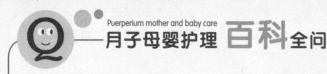

本来由于肝功能发育不完善，血中游离的胆红素就多，这样一来，胆红素与白蛋白结合的机会就更少了，这些游离的胆红素不能被肝细胞摄取和转化、排出，而在血中堆积越来越多，造成新生儿黄疸加重，增加了引起核黄疸的可能性。此外，APC更不能用，其含有的咖啡因有兴奋作用。

05 新生儿用药应注意哪些问题？

小儿脏腑娇嫩，形气未充，患病时寒热虚实变化急剧，用药不慎不仅可以伤害脏腑功能，而且可使病情骤然变化。故新生儿用药应注意以下几个方面的问题。

应及早用药　新生儿抗病力弱，往往起病较急，病情变化较快，而疾病的临床表现常不典型，不易被察觉。因此，必须善于观察病情，及早诊断，及时正确用药。如常见的新生儿败血症，常没有发热及白细胞升高等表现，而仅表现出神情发呆、吃奶不香，如不能及时早治，正确用药，就会延误病情。

应慎重用药　新生儿，尤其是未成熟儿，肝、肾功能发育尚不完善，酶系统活力欠佳，用药时如不仔细斟酌，精确计算，常会引起严重的中毒反应。如用氯霉素后可引起灰色综合征；磺胺类药及大量维生素K_3等可引起新生儿高胆红素血症，甚至核黄疸；冬眠灵可引起高铁血红蛋白血症；大剂量使用链霉素，不仅可使听觉神经受到损害，而且还会引起昏迷，导致死亡。

外用药物应警惕中毒反应　普普通通的鼻眼净、皮质激素软膏、新霉素油膏等，都可引起严重不良反应。鼻眼净(萘唑啉)如果用于婴幼儿则可能引起昏迷、呼吸暂停、肌张力减低等；治疗皮肤病用的皮炎激素软膏，对小儿大面积使用，可引起全身性水肿。这主要是由于新生儿皮肤薄嫩，皮肤黏膜表面积相对大，有很强的呼吸作用，当有炎症或破损时，对药物的吸收作用更强更快。故不能把成人用的外用药随便使用于小儿。

注意用药途径及次数　新生儿、未成熟儿、重危病儿不宜给丸、片剂型药。丸、片剂均应研成粉或调配成液体，用滴管慢慢喂服，或下胃管鼻饲，病情重者尽可能静脉点滴给药。因为小儿新陈代谢旺盛，对药物的吸收快，排泄亦快，给药时应根据病情，按体重或体表面积计算出每日应给药物的总量(医生会帮你计算)，把总量分为3~4次给予。尤其是抗生素类药物，为了使血液内维持一定浓度，常把每日总量分为4~6次给予。

另外，应注意药物配伍及副作用，待病愈后，再用药1~2天，以巩固疗效。

06 新生儿用药容易出现哪些毒性作用?

药物具有治疗作用，但也有毒害作用，医学上称作药物的副作用。药物对新生儿的副作用，与成年人相比不完全相同。为使药物发挥最大的治疗作用，而又力避其害，现将常用药物对小儿的不良副作用介绍如下。

神经系统 四环素、肾上腺皮质激素、维生素A、氨硫脲等，可使小儿脑脊液压力增高，甚至脑水肿；抢救新生儿呼吸功能紊乱用的洛贝林，可引起运动性烦躁不安及一过性呼吸暂停；因婴儿钙代谢旺盛，应用肾上腺皮质激素后易引起小儿手足抽搐症；链霉素、庆大霉素、卡那霉素、多黏菌素B等易使小儿的听觉神经受损。

心脏血管系统 婴儿用强心药——洋地黄如果用量偏大，易引起不良反应。小儿的交感神经相对占优势，心率比较快，应用使心率加快的药物时要慎重。

消化系统 长期应用肾上腺皮质激素可引起消化道溃疡及胰腺炎等；应用氯丙嗪后容易引起麻痹性肠梗阻；无味红霉素可引起胆汁淤积性黄疸；大剂量应用氯霉素、四环素、金霉素、新生霉素、呋喃素、氯丙嗪、苯巴比妥、异烟肼等比成人更易引起中毒性肝脏损害。

肾脏损害 新霉素、庆大霉素，卡那霉素、链霉素等对肾脏有一定损害，应慎用；大剂量应用维生素D，尤其在肾功能不良时，很容易引起肾钙化。

血液变化 氯霉素可引起小儿再生障碍性贫血；磺胺类及水杨酸盐等引起血小板减少；伯氨基、磺胺类或大剂量青霉素可引起溶血性贫血；磺胺类、氯丙嗪、对氨基水杨酸、非那西丁等药物易发生药源性高铁血红蛋白血症。

牙齿、骨骼、皮肤反应 小儿长期应用四环素会使牙齿发黄、牙珐琅质缺损；未成熟儿长期用四环素还可使骨骼生长停滞；磺胺类、抗生素、苯巴比妥等，可引起皮疹及变态反应。小儿长期应用肾上腺皮质激素及免疫抑制剂可使骨骼生长迟缓，从而影响生长发育。

总之，新生儿对药物存在多方面的特殊反应，药物对新生儿也有与成人不完全相同的特殊毒性作用，因此，必须对药物的治疗作用与毒性作用进行全面了解，谨慎使用，用药一定要在医生指导下进行。

07 哪些外用药应慎用?

❶对于刚出生不久的新生儿，切忌使用氧化锌软膏、膏药之类的硬膏剂以及胶布等贴敷在皮肤上，否则容易引起接触性皮炎。

❷小儿患皮肤病或进行皮肤消毒时，一般不宜使用刺激性很强的药物（如碘酒），以免使皮肤发生水疱、脱皮或腐蚀。

❸局部涂药面积不可过大，浓度不宜太高。

❹酒精用得不当也会造成吸收中毒，如小儿高热用大量酒精擦浴，可引起昏迷、呼吸困难。

❺不能给新生儿使用风油精。风油精的主要成分之一是樟脑，它具有一定的不良反应。这些不良反应一般不会在常人身上显现，因为常人体内有一种酶，叫做葡萄糖磷酸脱氢酶。樟脑进入人体，葡萄糖磷酸脱氢酶会很快与之结合，使之变成无毒物质，然后随小便一起排出体外。新生儿体内缺乏葡萄糖磷酸脱氢酶，樟脑可以随气味透过新生儿娇嫩的皮肤和黏膜渗入血液，使红细胞破裂，溶解成胆红素。血液中的胆红素含量过高，引起新生儿黄疸症，出现全身发黄、口唇青紫、棕色小便、不吸奶、哭声微弱、嗜睡等症状，甚至出现抽风、惊厥等，即使经过治疗也可能使婴儿脑功能受损。

08 怎样给新生儿喂药？

由于新生儿味觉反射尚未成熟，所以对于吃进的各种饮食味道并不太敏感，可把药研成细粉溶于温水中给小儿喝。如病情较重可用滴管或塑料饮管吸满药液后，将管口放在患儿口腔颊黏膜和牙床间慢慢滴入，并要按吞咽的速度进行，第1管药服后再滴第2管。如果发生呛咳应立即停止挤滴，并抱起患儿轻轻拍后背，严防药液呛入气管。

新生儿病情较轻者，可使用乳胶奶头，让患儿自己吮吸也可服下。但要把沾在奶瓶上的药加少许开水涮净服用，否则无法保证足够的药量。

也可以将溶好的药液，用小勺直接喂进嘴里，喂药时最好将孩子的头偏向一侧，把小勺紧贴小儿嘴角慢慢灌入，等小儿把药全部咽下去后再喝少量糖水。

喂汤剂中药时，煎的药量要少些，以半茶盅为宜。加糖调匀，温后倒入奶瓶服用。一日分3~6次喂完。

新生儿服药应注意：不可将药和乳汁混在一起喂，因为两者混合后可能出现凝结现象或者降低药物的治疗作用，甚至影响新生儿的食欲。

09 怎样给新生儿滴眼药水？

孕妇分娩时，新生儿经产道产出，常常易受到细菌或病毒的感染而引起眼结膜发炎，其表现为两眼分泌物增多。

为避免新生儿发生眼病，产后应给孩子两眼点些抗生素眼药水。然而，大多数父母不能把药水滴进宝宝的眼睛里，其主要原因是孩子不睁眼。当家长试图用手指将他上下眼睑分开时，孩子反而闭得更紧。这时，首先要设法让孩子睁开眼，可将孩子背着光线水平地抱起来，上下摇动其上身和头部，这样孩子就会自动睁开眼睛，随之可将眼药水或眼药膏点在下眼睑的穹隆部。

家长应该注意，在点药时，切勿触到孩子的上下眼睑，以免引起孩子闭眼，导致滴药困难。

10 为什么要给新生儿接种卡介苗？

给新生儿接种卡介苗是为了预防结核病的发生。新生儿身体各部分的内脏器官都比较娇嫩，抵抗传染病的能力较差。结核病是一种慢性传染病，至今在我国仍有流行。它往往以很隐蔽的形式传播，不少新生儿、婴儿在不知不觉中被传染上了，并发展成为很严重的疾病，如结核性脑膜炎，它不但威胁生命，就是存活下来也可能造成痴呆后遗症。结核菌还能长期隐蔽在体内，成为以后发病的隐患。卡介苗是强有力的抵抗结核病的武器，所以一定要给新生儿接种卡介苗。

11 如何正确接种卡介苗疫苗？

新生儿出生24小时之内，第1针为皮内注射，在上臂三角肌中央，在医院出生的新生儿一般在产院都接种了卡介苗，在家里生的也应到保健门诊接种卡介苗，一般不会出现发热等全身性反应，1个月后局部出现红肿、化脓、结痂，不需处理，痂皮脱落后会留下瘢痕。接种后是否成功可到保健站或医院检查，不成功者还需要重新接种。在3个月时，到结核病防治站或保健站进行结核菌素试验，48小时或72小时看结果。如果注射部位出现直径为0.5～1厘米的红肿硬斑，说明卡介苗接种成功；如果注射部位无任何反应，则说明接种失败，需要重新接种。

12 接种卡介苗后会有哪些异常反应?

如接种局部出现的溃疡面持续半年不愈合,应到医院做进一步的检查或处理。另一种异常反应发生在异常体质的新生儿,或因进行皮内接种过深,或因注射剂量偏大,主要表现在接种卡介苗后1~2个月时,新生儿的颈部、腋下、锁骨下淋巴结肿大,约大于1厘米,似花生米大小。也可能出现肿大的淋巴结化脓,破溃,形成溃疡,有的新生儿还可能出现发热等全身症状,此时应尽早到医院做进一步的检查和处理。

13 哪些情况下可暂缓接种卡介苗?

❶体温超过37.5℃者。

❷早产儿及难产儿。

❸具有先天畸形、皮肤病(脓疱疮、全身湿疹)等的小儿禁忌接种。

以上新生儿可在适当的时间,由医生确定补种卡介苗的时间。

14 接种卡介苗后怎样护理?

因当前卡介苗是皮内接种,出现的反应较重,而且持续的时间也较长,因此,需细心护理。

卡介苗一般接种在左上臂外侧,接种后2~3天内,注射部位可见有针尖大小略有红肿的针眼,但很快即消失,恢复正常皮肤。在此期间给新生儿洗澡时应避免洗澡水弄湿注射部位,可用干净的手帕或纱布包扎局部,也不要经常用手去触摸,以保持局部清洁,避免其他细菌感染。

在接种后2~3周出现局部反应后,尤其是有"化脓"现象时,应经常更换内衣,以免脓液沾在衣服上,经常摩擦会影响局部溃疡面的愈合,同时也要避免其他细菌感染。在局部形成脓疱时,切不可用手去挤压,以免加重反应。

接种卡介苗后的局部反应需经过2~3个月才能结束,在这个过程中,应做到母乳喂养,以增强自身的抵抗力,保持新生儿室内空气新鲜。

在新生儿出院时,应主动向医院工作人员询问是否已经给新生儿接种了卡介苗,如未接种,应了解其原因,在适当的时间进行补种。接种后3个月还应到指定的单位做结核菌素试验,以观察卡介苗接种是否有效。

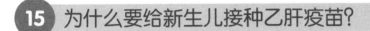

15 为什么要给新生儿接种乙肝疫苗?

我国是乙型肝炎高发区,围生期是乙型肝炎病毒传播的主要阶段。在母亲怀孕时,如果母亲乙型肝炎表面抗原(HBsAg)阳性,有95%的新生儿可通过胎盘感染乙型肝炎病毒,也可在母亲分娩时通过产道将病毒传播给新生儿。

新生儿感染乙型肝炎病毒后,85%以上的新生儿可成为慢性乙肝病毒携带者,甚至可发展成肝硬化或肝癌。因此,1994年卫生部规定在全国范围内实施接种乙肝疫苗,纳入计划免疫程序中进行常规接种。

16 接种乙肝疫苗安全吗?

乙肝疫苗属于血源性疫苗,但它不会有传染性的病毒颗粒,只含病毒的外壳蛋白,注入人体后可产生相应的抗体,从而可以抵抗再次入侵的病毒,在医学上叫做主动免疫。疫苗本身绝不会引起乙肝,也无任何副作用,是安全有效的预防手段。

17 如何正确接种乙肝疫苗?

新生儿乙肝疫苗接种的程序为:按"0、1、6月3针间隔接种法"接种。"0"指新生儿出生后24小时内注射第1针(对其情况为第1针起始时间);"1"为小儿满1个月或第1针后1个月打第2针;"6"为小儿满6个月或第1针后6个月打第3针。

接种剂量则根据母亲血清检测结果而异。一般在新生儿出生后24小时内接种30微克。以后在新生儿满1个月、6个月时再各接种一次。

全部免疫疗程结束后,有效率可达90%~95%,婴幼儿接种乙肝疫苗后,可获得3~5年之久的免疫力。

18 接种乙肝疫苗后会有哪些反应?

乙肝疫苗接种的过程很简单,反应轻微。约有10%的人有低热,约15%的人在接种部位出现直径小于2.5厘米的红晕和硬结,稍有压痛。全身反应和局部的轻微反应均可在2~3天消失。经追踪观察,未发现有与注射疫苗有关的感染病例。

图书在版编目（CIP）数据

月子母婴护理百科全问/罗立华，万理主编.——北京:中国人口出版社，2014.9
ISBN 978-7-5101-2054-1

Ⅰ.①月… Ⅱ.①罗… ②万… Ⅲ.①产褥期－护理－问题解答②新生儿－护理－问题解答 Ⅳ.①R714.6-44②R174-44

中国版本图书馆CIP数据核字（2014）第221475号

权威·全面·实用
问答式的百科全书

月子母婴护理百科全问

罗立华 万理 主编

出版发行	中国人口出版社
印　　刷	北京睿特印刷厂大兴一分厂
开　　本	710毫米×1020毫米　1/16
印　　张	16
字　　数	160千字
版　　次	2015年2月第1版
印　　次	2015年2月第1次印刷
书　　号	ISBN 978-7-5101-2054-1
定　　价	32.80元

社　　长	张晓林
网　　址	www.rkcbs.net
电子信箱	rkcbs@126.com
电　　话	(010)83519390
传　　真	(010)83519401
地　　址	北京市西城区广安门南街80号中加大厦
邮　　编	100054